换季感冒频发、疲劳难以恢复、过敏反复纠缠，这些信号警示我们，身体的防御壁垒已千疮百孔。现代医学证实，70%的疾病与免疫力失衡相关。

本书从基础入手，讲解营养素如何筑牢免疫力防线，并结合膳食指南，推荐全谷物、蔬果等食材，指导读者科学搭建营养防线。书中包含21道培元固本的家常药膳、7款可对症调理的免疫茶饮，以及9款能快速补充营养的蔬果汁。

我们旨在提供看得懂、学得会、用得上的实用方法助力日常保健。然须注意，个体体质差异显著，书中饮食方案及方剂效果因人而异，并非普适良方，也不可替代专业医疗诊断与治疗。让我们从餐桌开始，用糙米的质朴、果蔬的鲜甜、药膳的温热，科学地为免疫力持续充能。毕竟，最好的健康投资，始于每一餐的认真对待——若遇疾病或特殊健康状况，请务必以医生指导为准。因为吃得对，免疫力才能时刻元气满满！

# 目录

Contents

## 第一章
免疫与饮食⋯⋯⋯⋯⋯⋯⋯ 01

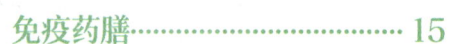

## 第二章
免疫药膳⋯⋯⋯⋯⋯⋯⋯ 15

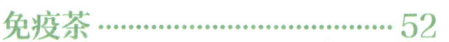

## 第三章
免疫茶⋯⋯⋯⋯⋯⋯⋯ 52

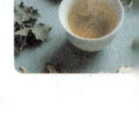
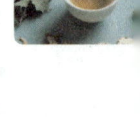

## 第四章
蔬果饮料⋯⋯⋯⋯⋯⋯⋯ 64

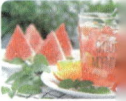

# 良膳强身

## 食补免疫力

中医科学膳食，帮你增强体质，少生病

养生

时间岛编辑部 ◎ 主编

江西科学技术出版社
江西·南昌

## 图书在版编目（CIP）数据

食补免疫力 / 时间岛编辑部主编. -- 南昌：江西科学技术出版社, 2025.7. -- ISBN 978-7-5390-9632-2

Ⅰ. R247.1；R392

中国国家版本馆 CIP 数据核字第 2025JB6861 号

---

**食补免疫力**
SHIBU MIANYILI

时间岛编辑部 主编

| | |
|---|---|
| **出版发行** | 江西科学技术出版社 |
| **社址** | 南昌市蓼洲街2号附1号 |
| | 邮编：330009　电话：（0791）86623491　86639342（传真） |
| **印刷** | 三河市兴达印务有限公司 |
| **经销** | 全国新华书店 |
| **开本** | 787mm×1092mm　1/32 |
| **字数** | 49千字 |
| **印张** | 2.5 |
| **版次** | 2025年7月第1版 |
| **印次** | 2025年7月第1次印刷 |
| **书号** | ISBN 978-7-5390-9632-2 |
| **定价** | 29.80元 |

国际互联网（Internet）地址：http://www.jxkjcbs.com
选题序号：ZK2025147　赣版权登字：-03-2025-173
责任编辑：郭绪书　杨艺
版权所有　侵权必究
（赣科版图书凡属印装错误、可向承印厂调换）

# 第一章 免疫与饮食

## 免疫系统

免疫系统是我们身体中极为重要的防御系统,主要由免疫器官、免疫细胞及免疫分子构成,在我们的健康生活中发挥着重要作用。

免疫器官可分为中枢免疫器官和外周免疫器官,中枢免疫器官如胸腺和骨髓,是免疫细胞发生、分化和成熟的场所;外周免疫器官包括脾脏、淋巴结等,是免疫细胞定居和发生免疫应答的部位。

免疫细胞种类繁多,如淋巴细胞(T淋巴细胞、B淋巴细胞)、巨噬细胞、中性粒细胞等,它们在免疫反应中各司其职。

免疫分子包括抗体、补体、细胞因子等,在免疫防御和调节中发挥关键作用。

免疫系统具有免疫防御、免疫监视和免疫自稳等重要功能。免疫防御功能负责识别和清除侵入机体的微生物、外来细胞或抗原等,如细菌、病毒等,保护我们免受外来病原体的侵害;免疫监视功能负责识别和清除体内异常细胞(如突变的肿瘤细胞、病毒感染的细胞),防止肿瘤的发生及持续性的病毒感染；免疫自稳功能则负责识别和清除体内衰老和凋亡的细胞，并维持机体内环境的稳定，保证身体正常的生理功能。

免疫系统通过识别"非己"（如病原体）和"异常自身"（如突变的肿瘤细胞）启动应答，对"自身成分"保持免疫耐受。免疫应答或反应是免疫系统识别和清除"非己"物质的过程。免疫器官通过血液循环及淋巴循环相互联系，构成免疫系统的完整网络。参与先天免疫的细胞如巨噬细胞等，可通过识别病原生物表达的病原相关分子模式来发挥免疫功能，基本过程为通过产生趋化因子和促炎细胞因子，将免疫细胞招募或趋化到感染部位，激活补体系统，促进炎症反应、抗体复合物或死亡细胞的清除。参与适应性免疫的细胞如T淋巴细胞、B淋巴细胞等，在接受"非己"物质（主要指抗原）刺激后，可自身活化、增殖、分化为效应细胞，并完成清除抗原等免疫应答反应。其基本过程为对特定病原体作出初始反应后产生免疫记忆，并在未来遇到该病原体时免疫反应增强。

影响免疫系统发生异常变化的因素主要分为疾病因素和非疾病因素。许多疾病会导致免疫系统发生异常变化，如免疫缺陷病（如艾滋病）、自身免疫性疾病（如系统性红斑狼疮）和过敏性疾病（如过敏性哮喘）等。

非疾病因素方面,遗传因素主要表现为遗传性免疫缺陷病,由亲代遗传的基因突变导致;药物因素方面,长期使用免疫抑制剂(如环磷酰胺),或长时间接受化疗或放疗等,可导致免疫系统损伤;环境因素中,长期暴露于紫外线、化工原料等环境中,也会对免疫系统造成损害。

## 饮食与免疫力的关系

充足的营养是维持免疫系统正常功能的基础,各类营养素在免疫系统的发育、功能维持和免疫应答过程中发挥着不可或缺的作用。

如我们常见的蛋白质,作为人体免疫力最主要的物质基础,是白细胞、T淋巴细胞、抗体等的主要成分。如果蛋白质摄入过少,不仅难以维持免疫细胞的修复和增殖,还会使免疫系统相关组织的结构遭到破坏,功能遭到削弱,从而导致免疫力下降。

维生素A通过调节上皮细胞分化相关基因,维持呼吸道和消化道黏膜上皮的完整性和分泌功能,构成抵御病原体的第一道防线;维生素B族中促进免疫物质合成所需的因子的维生素$B_9$(叶酸);促进胶原蛋白的合成、维护皮肤和黏膜的完整性、促进T细胞和自然杀伤细胞(NK细胞)的增殖、增强吞噬细胞的吞噬作用和促进抗体形成的维生素C;具有免疫调节作用,能增强单核细胞、巨噬细胞的功能的维生素D；能修复受损系统，平衡状态的维生素E等。这些营养物质都在为我们的免疫系统贡献力量。

除了多种多样的维生素，丰富的矿物质也有益于增强免疫力，维持我们的健康。硒能使淋巴细胞产生抗体，增强免疫力，对细胞免疫、体液免疫和非特异性免疫都有影响；锌能参与蛋白质合成，激活不同类型的免疫细胞，帮助免疫系统正常工作……食物中的"健康宝藏"与免疫力的关系与相互作用，让我们不断深入地认识到：如何增强免疫力？吃！

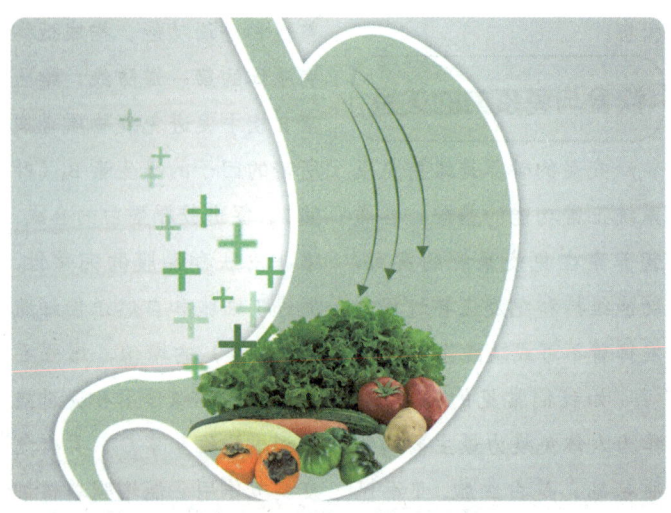

第一章 免疫与饮食

## 如何"吃"出免疫力

健康是可以吃出来的。不良饮食习惯和不健康的饮食选择会对免疫系统产生负面影响。过度依赖油腻外食，可能导致摄入过多的不健康脂肪、盐分和糖分，这些成分可能引发炎症反应，干扰免疫系统的正常功能；部分外食酱料可能含有过量添加剂、防腐剂或非法添加物，长期过量摄入可能会对免疫系统造成潜在危害；食用有毒的蔬果，如有农药残留、受到重金属污染的蔬果，会影响免疫细胞的活性和功能；错误的饮食习惯，如暴饮暴食、过度节食、饮食不规律等，会破坏身体的营养平衡，影响免疫系统的正常发育和功能；错误的食物保存方法，会导致食物变质，产生有害物质，损害免疫系统；爱好重口味食物，会加重身体代谢负担，影响免疫系统的正常运作；使用不清洁的食物调理工具，可能会引入细菌、病毒等病原体，增加感染风险，进而影响免疫力。

当然，从负面来看待"祸"从口入的同时，我们也要了解如何将"福"吃入口中。

当我们谈论如何"吃"出免疫力时，就必须提到均衡摄入六大类食物。

膳食宝塔的基础便是全谷杂粮类，如糙米、紫米、燕麦、小麦、荞麦等。它们富含维生素B族、维生素

E、矿物质及膳食纤维。这些营养素对免疫系统具有重要支持作用。维生素B族参与身体的能量代谢和免疫细胞的生成与功能调节；维生素E具有抗氧化作用，可保护免疫细胞免受自由基引起的损害；矿物质如铁、锌等对于免疫细胞的正常发育和功能维持至关重要；膳食纤维则有助于维持肠道健康，与免疫系统密切相关，肠道是人体最大的免疫器官，良好的肠道微生态能够增强机

## 中国居民平衡膳食宝塔

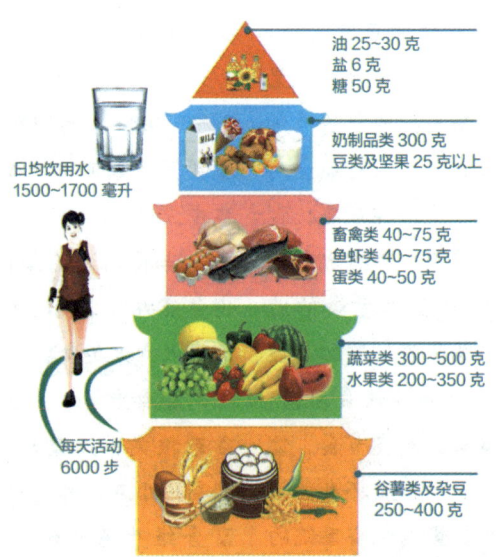

日均饮用水 1500~1700毫升

油 25~30 克
盐 6 克
糖 50 克

奶制品类 300 克
豆类及坚果 25 克以上

畜禽类 40~75 克
鱼虾类 40~75 克
蛋类 40~50 克

蔬菜类 300~500 克
水果类 200~350 克

每天活动 6000 步

谷薯类及杂豆 250~400 克

第一章 免疫与饮食

体的免疫力。建议每日三餐中,至少一餐改为食用未深加工的全谷杂粮,生活中将白吐司改为全麦吐司、白饭改为糙米饭或胚芽米饭……以此来补充我们所需的营养。

膳食宝塔的第二层为蔬菜水果类,第三层为畜禽鱼蛋等动物性食物,第四层为奶及奶制品、大豆及坚果类,顶层为少量油脂和盐。

黄豆制品、鱼、蛋、瘦肉等都是优质蛋白质的重要来源。其中,大豆类不仅可以提供优质蛋白质,还含有能够增强免疫力的物质,比如抗病毒作用的皂苷、能激活免疫系统的凝集素、调节肠胃功能的低聚糖以及平衡雌激素的大豆异黄酮等。鱼类,尤其是富含二十二碳六烯酸(DHA)的三文鱼、鳕鱼、鲈鱼等,其脂肪酸比例

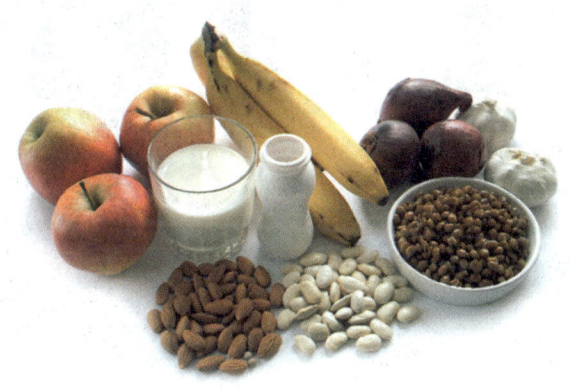

更优质,对心血管系统有益,也有助于增强免疫力。俗话说"每天一个鸡蛋"很有必要,蛋类含有丰富的维生素、叶酸、胆碱、卵磷脂以及钙、铁、硒等矿物质,营养价值较为全面。

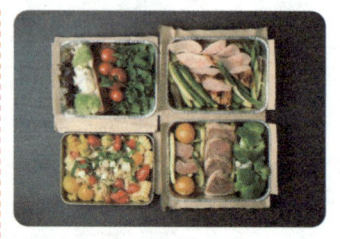

蔬菜、水果则富含维生素C、矿物质等。维生素C可促进白细胞的增殖及移动,增强其对病原菌的吞噬能力。红色蔬果富含番茄红素;橘黄色蔬果富含类胡萝卜素及玉米黄素;蓝紫色蔬果富含花青素、类黄酮等,

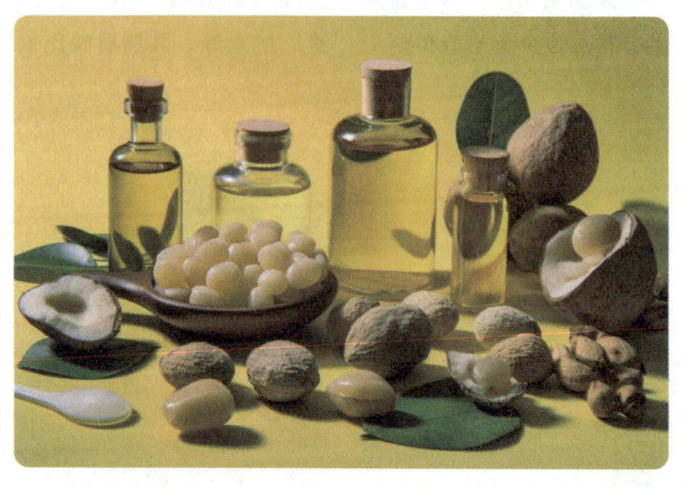

第一章 免疫与饮食

它们都有抗氧化及调节免疫的效果；深绿色蔬菜（如西蓝花、菠菜等）中有丰富的叶酸，是白细胞等免疫细胞分化所需的营养素，还能有效代谢血液中过多的同型半胱氨酸，降低心脑血管疾病风险；紫黑色蔬菜（如紫甘蓝、茄子等）中的花青素具有较强的抗氧化能力，能减少氧化应激反应，起到一定的抗菌消炎作用。柑橘类水果、葡萄、木瓜、蓝莓等也都富含维生素C和黄酮类物质。建议多选择深绿色蔬菜及多种颜色不同的水果，以保证摄入丰富多样的营养素，从而增强免疫力。

膳食宝塔的中上层是乳品类和肉类。乳品类含有丰富的优质蛋白质和钙元素，且易于人体消化吸收。优质

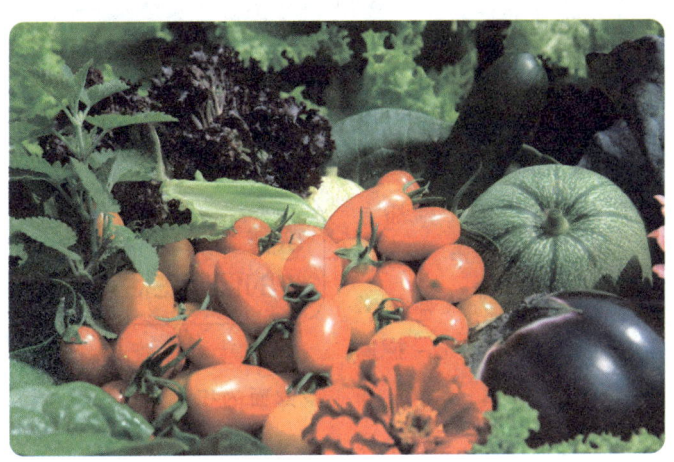

蛋白质能够为身体提供必要的氨基酸,用于合成免疫细胞和免疫分子;钙元素对于维持免疫细胞的正常功能和信号传导具有重要作用。奶制品不仅能促进青少年生长发育,还能帮助中老年人预防骨质疏松,同时对增强免疫力也有积极作用。建议每天摄入相当于300克鲜奶以上的奶制品(如鲜奶、酸奶或奶酪等),以确保摄入足够的优质蛋白质及钙元素。

最上层的油脂与坚果种子类更是我们生活中必不可少的营养类型。油脂与坚果种子类食物中,n-3多不饱和脂肪酸为人体的必需脂肪酸,包括α-亚麻油酸(ALA)、二十碳五烯酸(EPA)和二十二碳六烯酸(DHA),这些脂肪酸有助于改善免疫力并抗炎。ALA天然存在于植物油中,如亚麻籽油及菜籽油;EPA、DHA可从食用金枪鱼、鲭鱼、鲑鱼、沙丁鱼等海洋鱼类中获取。坚果类食物(如杏仁、核桃等)除了含有优质脂肪外,还富含蛋白质、维生素E、维生素B族、矿物质等营养素,这些营养素对免疫系统的正常功能维持和修复具有重要意义。但由于这类食物热量较高,应适量摄入。

## 饮食和运动双管齐下的健康生活方式

运动对免疫系统具有多方面的积极影响。适度运动可以促进血液循环,使免疫细胞能够更快速地到达身体各个部位，及时识别和清除病原体。运动还能刺激免疫系统，促使免疫细胞活性增强，如增强巨噬细胞的吞噬能力、提高T淋巴细胞和B淋巴细胞的免疫应答能力等。长期坚持适度运动可以调节身体的内分泌系统和神经系统，维持身体内环境稳定，减少炎症反应，从而为免疫系统的正常功能发挥创造良好的条件。有规律地适度运动能够在改善心理状态、减轻压力和焦虑方面发挥很大作用。心理因素对免疫系统有重要影响，良好的心理状态有助于增强免疫力。在快节奏的当下，更需要通过"吃"来保证身体全方位的健康。

而合理饮食也为机体提供必要的营养物质。碳水化合物是能量的主要来源，能够保障日常活动与生理功能的正常运转；蛋白质是构成身体细胞、组织和器官的基础成分，参与新陈代谢、免疫调节等关键生理过程；脂肪不仅是储能物质，还对激素合成、神经系统保护等意义重大；维生素和矿物质则在调节生理代谢、维持酸碱平衡等方面不可或缺。均衡的饮食结构，如增加蔬果、全谷物的摄入，控制油脂、糖分和盐分的摄入，可降低心血管疾病、糖尿病、肥胖症等疾病的发病率。

"双管齐下"的方法是要合理结合饮食与运动。在饮食方面，要根据运动强度和时间，合理安排营养摄入。运动前，摄入适量易消化的碳水化合物，如全麦面包、水果等，为运动提供能量；运动中，要注意及时补充水分和电解质，维持身体的水平衡和电解质平衡，可适量饮用运动饮料；运动后，应及时补充蛋白质和碳水化合物，帮助修复和增长肌肉，促进体力恢复，如摄入牛奶、鸡蛋、瘦肉、豆类等富含蛋白质的食物，以及米饭、面条等富含碳水化合物的食物。

运动与饮食对能量平衡的调节会协同作用。饮食控制热量摄入，运动增加能量消耗，二者结合可有效维持健康体重。对于超重或肥

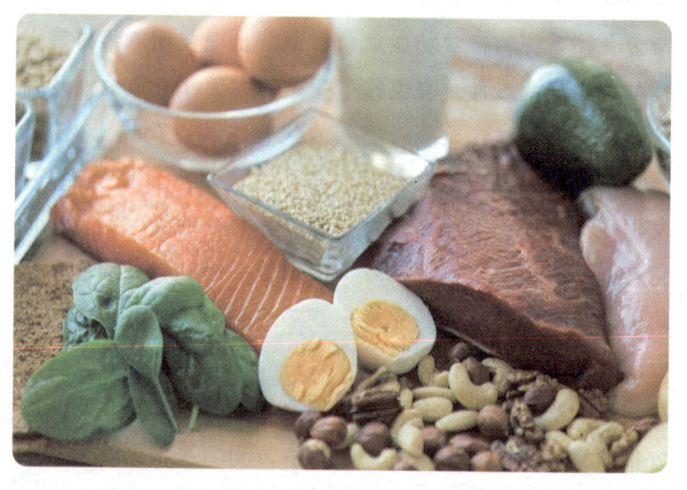

# 第一章 免疫与饮食

胖人群，在减少高热量食物摄取的同时，配合有氧运动（如慢跑、游泳）和力量训练（如举重、俯卧撑），能更高效地燃烧脂肪、降低体脂率。长期坚持饮食与运动相结合，能对代谢功能产生深远的影响。运动能改善胰岛素敏感性，使身体细胞对胰岛素反应更灵敏，更好地摄取和利用血糖，配合低糖、高膳食纤维饮食，有助于维持血糖稳定，降低糖尿病发病风险。同时，这种生活方式还能改善血脂代谢，降低血液中胆固醇、甘油三酯水平，提升高密度脂蛋白胆固醇含量，保护心血管健康。

"双管齐下"方法之二是要制订个性化的饮食运动计划。在运动内容方面，要根据个人的年龄、身体状况、目标等选择合适的运动方式和强度。首先要对个人的身体状况进行全面评估，包括身体成分分析、心肺功能测试、运动能力评估等。根据评估结果，确定个人的营养需求和运动目标。对于想要增强肌肉力量的人来说，在饮食上应适当增加蛋白质的摄入，在运动上则要以力量训练为主；对于想要提高耐力的人来说，饮食中要保证足够的碳水化合物供应，运动应以有氧运动为主。同时，要考虑个人的饮食习惯和兴趣爱好，制订易于坚持的饮食和运动计划。在饮食计划中，要合理搭配六大类食物，确保营养均衡；在运动计划中，要合理安排运动时间、强度和频率，避免过度疲劳。定期对饮食和运动计划的执行效果进行评估，根据身体的变化和运动目标的进展，适时调整饮食和运动方案，以达到最佳的健康效果！

在日常生活中融入饮食与运动结合的理念，如避免长时间久坐，定时起身活动；用步行或骑自行车代替短距离乘车；选择走楼梯而非乘坐电梯。饮食上，多选择天然、未加工食品，自己动手烹饪，控制食品添加剂和调味料的使用，从细节处养成健康的生活习惯。

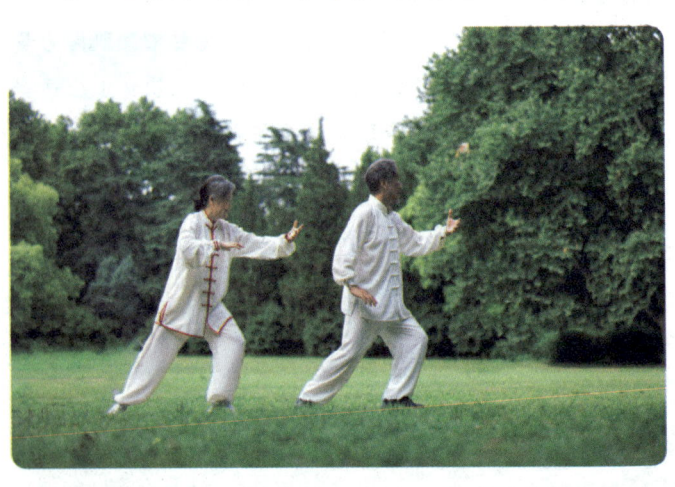

# 第二章 免疫药膳

## 鲜虾竹荪荷香豆腐

【原料】

竹荪（干）50克，虾仁150克，嫩豆腐300克，干香菇10克，豌豆仁50克，新鲜荷叶1张，蚝油、酱油、糖、米酒、麻油、胡椒粉、食用油各适量。

【制作方法】

1. 将竹荪用热水泡发，同时洗净豌豆仁备用；虾仁去虾线切半，嫩豆腐切片。备好蚝油、酱油、糖、米酒、麻油、胡椒粉等调味料。

2. 干香菇泡软切丁，放入热油锅中，小火慢炒，散发出浓郁的香气后盛出备用。

3. 荷叶泡水洗净后烫软，剪成适当大小放蒸盘，加入豆腐片、虾仁、豌豆仁以及炒香的香菇丁，淋上由蚝油1大匙、酱油1大匙、砂糖1/4小匙、米酒1/2大匙、麻油1/2大匙、少许胡椒粉等调成的酱汁，将荷叶包卷成方形，放入蒸锅中，用大火蒸10~20分钟，直至食材熟透、香味四溢即可。

【养生优选】

豆腐富含优质植物蛋白，是人体构建和修复组织的重要原料；竹荪含有多种维生素，如B族维生素，能够参与人体多种代谢过程，有助于维持神经系统正常功能；荷叶含有荷叶碱等生物活性成分，具有调节血脂的作用，还可以帮助减肥瘦身；虾仁富含优质动物蛋白、钙、镁等矿物质，其中钙是维持骨骼和牙齿健康的关键元素，镁对维持免疫系统的正常功能有重要作用。这道菜四季皆宜，尤其适合夏季食用，能在炎热的天气里带来清爽的口感和丰富的营养。对于追求健康饮食、想要控制体重的人群，以及需要增强免疫力的老人和儿童来说，都是不错的选择。

【配菜推荐】

建议搭配清炒时蔬，如清炒莜麦菜。莜麦菜富含维生素和膳食纤维，口感清爽，与鲜虾竹荪荷香豆腐的鲜嫩相得益彰，能平衡整餐的营养摄入。主食可选择糙米饭，糙米富含膳食纤维和多种维生素，与菜品搭配，增加饱腹感的同时，也能提升饮食的健康程度。

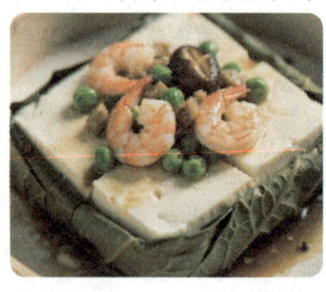

# 当归金针肉丝

【原料】

干香菇10克,金针菇150克,当归5克,瘦猪肉200克,食用油、蚝油、盐各适量。

【制作方法】

1. 香菇洗净,放入温水中泡软,去蒂后切成薄片;金针菇洗净对切;当归洗净;瘦猪肉放入开水中烫煮片刻,去除血水后捞出,用冷水冲洗干净,再切成细丝。

2. 锅中倒油(约2大匙)烧热,放入香菇爆香,炒出香味后加入猪肉丝快速

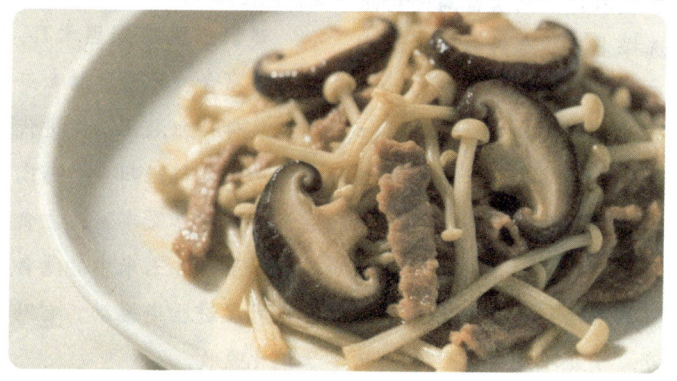

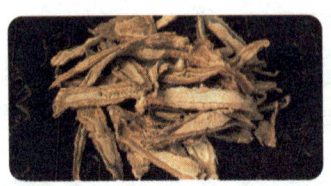

翻炒。待猪肉丝变色后，放入金针菇、当归，加入适量清水，用蚝油和盐调味。

### 【养生优选】

当归可补血，调经止痛，润泽肌肤，对体质虚寒的女性有益。可根据质地柔韧、主根粗长、分枝较少、香气浓郁、肉质饱满的特点选择上品。金针菇能缓解胸口烦热，改善膀胱结石。可依据颜色自然黄、菌形良好的特点选择上品。本菜适合在秋冬季节食用，天气渐凉时，它能为人体补充气血、抵御寒冷，对于经常感到疲倦、气血不足的人群也能起到很好的滋补作用。

### 【小贴士】

金针菇是低热量、低脂肪、低碳水化合物的食物，有降低人体胆固醇和甘油三酯的功效，对减肥人群非常友好。脂肪型肥胖人群可以将金针菇鸡肝汤、西蓝花炒鸡胸肉、清拌芥蓝等搭配食用，实现营养均衡的同时完成减重。

### 【配菜推荐】

建议搭配凉拌黑木耳。黑木耳富含铁元素和膳食纤维，具有补血滋阴、促进代谢的功效，与当归金针菇肉丝搭配，营养更丰富。主食可选择玉米，玉米中的膳食纤维可促进肠道蠕动，有助于消化吸收。

# 鲍鱼枸杞银耳汤

【原料】

干银耳50克,鲍鱼4只,火腿30克,青葱2根,枸杞15克,香油、盐各适量。

【制作方法】

1. 将银耳放入水中泡发,待银耳完全泡发后,去除根部黄色部分,撕成小朵备用;鲍鱼加水、香油吐沙1~2小时后,刷洗后用勺子挖出鲍鱼肉,并去除内脏,切圆片,放入沸水中焯水,捞出沥干。火腿、青葱洗净切碎。

2. 把泡发好的银耳放入砂锅中,加入适量清水,待汤汁变浓稠,倒入鲍鱼片,

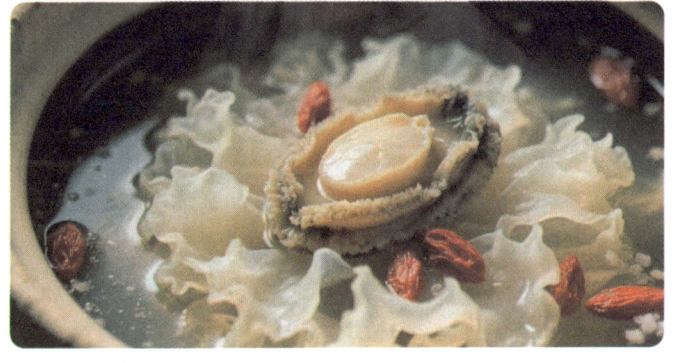

加火腿丝、青葱丝；放枸杞，继续炖煮。

3.加盐调味，搅拌均匀即可出锅。

【养生优选】

枸杞可降血糖、调节血脂，促进血液循环，增强身体造血功能，预防动脉硬化，促进新陈代谢，提升免疫力。同时，枸杞富含枸杞多糖、类胡萝卜素等营养成分，可延缓细胞衰老和预防多种慢性疾病。类胡萝卜素在体内可以转化为维生素A，对眼睛健康有益，有清肝明目、健脾开胃的功效。可依据颜色均匀、果粒饱满、果香清新的特点选择上品。鲍鱼、银耳营养丰富，滋阴润肺。在干燥的秋冬季节，这款汤品尤其适合中老年人或长期处于干燥环境中的人群，以及需要增强免疫力的人群。

【小贴士】

银耳是常见的健康食材，阴虚体质者可食用甘蔗银耳汤、银耳鸽蛋汤、百合银耳汤，能滋阴补脑、安眠清肠。痰湿体质者可食用胡桃银耳炖海参，能化痰降浊、理郁养神。

【配菜推荐】

建议搭配凉拌黄瓜，黄瓜的清爽口感可以缓解汤品的浓稠感，且黄瓜富含水分和维生素，能补充人体所需营养。主食可选择红薯，红薯富含膳食纤维和胡萝卜素等多种微量元素，与汤品搭配，营养均衡，还能增加饱腹感。

# 菠萝炒鱼块

【原料】

菠萝1个（约500克），石斑鱼300克，姜10克，葱10克，蒜10克，米酒2汤匙，生粉8克，食用油、生抽、白糖、白醋各适量。

【制作方法】

1. 菠萝去皮，切块。石斑鱼洗净后切成块，然后放入用少许盐、米酒、生粉调配的腌料中腌制15分钟。

2. 锅中倒油烧热，放入剁成蓉的姜葱蒜爆香，加入腌制好的鱼块快速翻炒，接着加适量水焖煮一会儿，让鱼块熟透。

3. 最后放入菠萝块，翻炒均匀后，加入生抽、白糖、白醋调味，翻炒均匀，让食材裹满酱汁后盛出。

【养生优选】

石斑鱼富含蛋白质及多种维生素，可提高免疫力；菠萝含有丰富的菠萝蛋白酶，可促进消化，增加食欲。这道菜适合在春夏季节食用，此时菠萝大量上市，口感鲜美，且这道菜清爽可

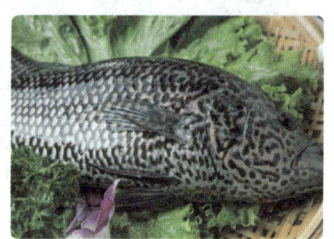

口,能在炎热天气里增进食欲。对于气郁体质的人群和喜欢酸甜口味的儿童和年轻人来说,是一道美味又健康的菜肴。

### 【小贴士】

菠萝虽纤维丰富,但容易引发过敏情况,食用之前用盐水浸泡30分钟以上,可破坏过敏原,保证口感。此外,菠萝所含的酵素成分也易于分解消化蛋白质,减轻肠胃负担,适合气郁体质的人群。

### 【配菜推荐】

搭配清炒西蓝花,西蓝花富含维生素和胡萝卜素,具有抗氧化、增强免疫力的作用,与菠萝炒鱼块搭配,色彩丰富,营养全面。主食选择全麦面条。全麦面条富含膳食纤维,消化吸收速度较慢,有助于维持血糖稳定。

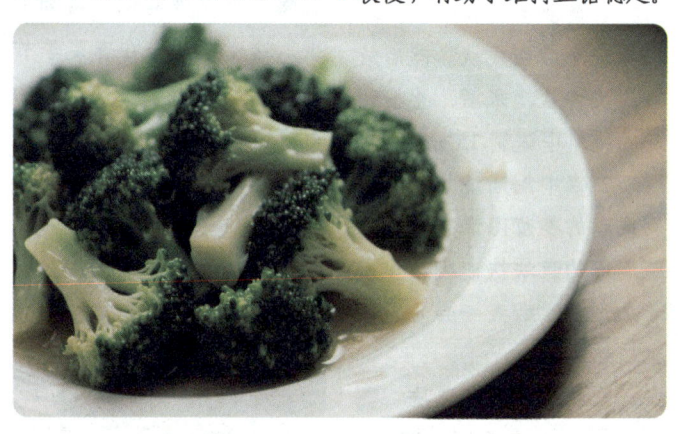

# 黄瓜酿香菇鸡肉

【原料】

干香菇30克,葱1根,姜1块,鸡胸肉250克,黄瓜2根,料酒、盐、生抽、淀粉、高汤适量。

【制作方法】

1. 香菇去蒂,泡软切丁;葱、姜切成蓉。

2. 鸡胸肉绞碎后放入碗中。向碗中加入适量的盐、生抽、料酒、淀粉等调料,搅拌均匀,腌制一会儿,使鸡肉浆具有黏性。

3. 黄瓜洗净后去皮,切成3厘米左右的小段,用小勺挖去中间的瓤,形成一个小凹槽。将调好的鸡肉浆与香菇、葱、姜充分拌匀,填入黄瓜凹槽中,轻轻压实,摆放在盘中。

4. 锅中加水烧开,将装有黄瓜酿香菇鸡肉的盘子放入蒸锅中,大火蒸

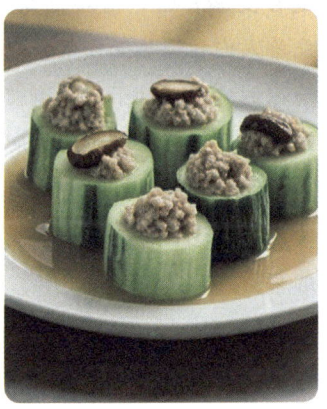

10~20分钟。蒸熟后取出即可，也可以淋入高汤，让菜品味道更浓郁。

【养生优选】

香菇性平味甘，能激发食欲，是公认的免疫调节剂，含有抗癌活性成分，有助于缓解倦怠乏力。黄瓜清热利水、低脂肪、富含营养。鸡肉富含蛋白质，二者搭配营养均衡。这道菜非常适合夏季食用，清爽可口，能给人们在炎热天气里带来清凉的感觉。对于想要追求高蛋白、低脂肪饮食的减肥人群，以及需要增强免疫力的人群来说，也是一道理想的菜品。

【小贴士】

香菇虽好，但也有一些食用禁忌，如脾胃虚寒者不宜过量食用，以免增加胃肠负担。

【配菜推荐】

建议搭配番茄蛋汤，番茄富含维生素C和番茄红素，鸡蛋富含优质蛋白质。番茄蛋汤酸甜可口，能增进食欲，与黄瓜酿香菇鸡肉搭配，营养更丰富。主食选择小米粥，小米具有健脾养胃的功效，与菜品搭配，适合大多数人食用。

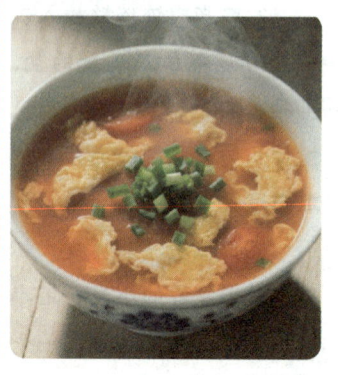

# 培根蒜苗

【原料】

青蒜苗200克,培根100克,蒜1瓣,姜1块,米酒2汤匙,酱油、盐、食用油、水各适量。

【制作方法】

1.青蒜苗去根切段,培根切成小片,蒜与生姜切末备用。

2.锅中倒油,中火烧热,加入培根爆香,加入蒜末、姜末煸炒出香味。

3.加米酒(2汤匙)、适量酱油、盐和水翻炒5分钟。

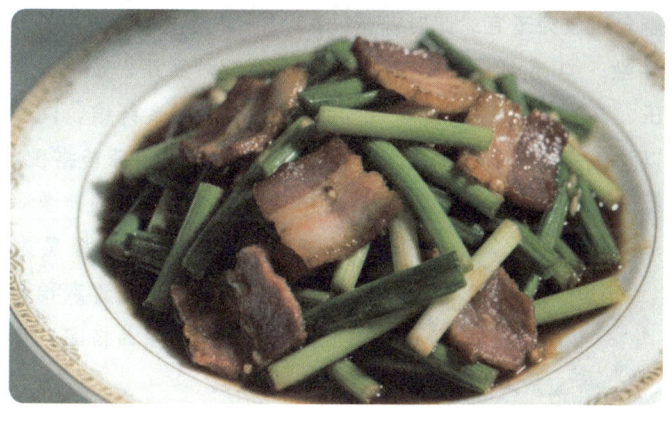

4.放入青蒜苗,炒至水分稍干,翻炒均匀即可出锅。

【养生优选】

蒜苗是天然抗生素,所含的大蒜素可抑制病菌、抗氧化、增强免疫力;对高血压、高血脂、高血糖的人群也较为友好,可保护心血管、调节血脂;其中膳食纤维还可促进肠道蠕动,增强消化功能。这道菜在春、秋季食用较为适宜,此时蒜苗鲜嫩,口感好。适合高血压、高血脂、高血糖人群,以及免疫力低下者食用。

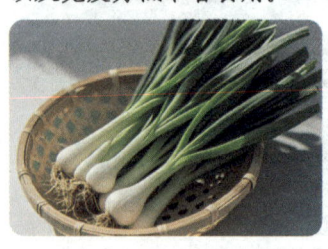

【小贴士】

搭配考量上,蒜苗的辛温与培根的醇厚搭配,在口味上相得益彰,从养生角度也有一定互补性。蒜苗的辛辣能解培根的油腻,避免因食用过多肉类而导致脾胃呆滞,促进消化。但由于培根的高热量、高盐特性,这道菜不宜频繁大量食用,否则可能内生痰湿、助热生火,影响身体健康。

【配菜推荐】

搭配炒豆芽,豆芽富含维生素C和膳食纤维,口感脆嫩,与培根和蒜苗搭配,能减轻培根的油腻感,增加清爽口感。主食选择黑米饭,黑米饭富含花青素和多种矿物质,与菜品搭配,营养更全面。

# 翡翠白玉汤

【原料】

干香菇5~6朵，香葱2根，生姜1小块，鲜虾150克，鱼片200克，嫩豆腐1块，菠菜100克，清水500毫升，食用油、鸡汤、盐、胡椒粉适量。

【制作方法】

1. 香菇泡软，去蒂切丝，葱、姜切末，虾仁去肠泥，鱼片、豆腐切块，菠菜烫后沥干备用。

2. 锅中倒油烧热，爆香葱末和姜末，加虾仁、鱼片、豆腐块、香菇丝翻炒。

3. 加鸡汤和水（2杯）煮开，放菠菜煮熟，用盐、胡椒粉等调味。

【养生优选】

菠菜富含β-胡萝卜素、维生素C、铁元素等营养成分。β-胡萝卜素在人体内可转化为维生素A，对眼睛健康有益；维生素C可增强免疫力；铁元素可预防缺铁性贫血。豆腐富含优质植物蛋白。鱼片和虾仁富含优质动物蛋白和不饱和脂肪酸。这道菜四季皆宜，尤其适合冬季。多种食材搭配，营养丰富，能在寒冷天气提供充足能量。适合大多数人群，特别是需要补充营养、增强免疫力者。

【小贴士】

《本草纲目》载："菠菜通血脉，开胸膈，下气调中，止渴润燥。"不过，菠菜含草酸较多，对钙吸收有影响，在食用菠菜时可以先焯水去除大部分草酸。菠菜中含有较多的嘌呤，痛风患者和高尿酸血症患者应谨慎食用。

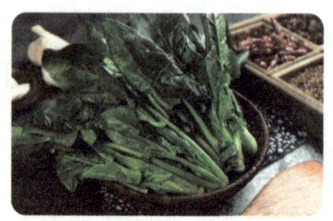

【配菜推荐】

搭配清炒生菜，生菜富含维生素和矿物质，清爽可口，与翡翠白玉汤搭配，口感丰富，营养均衡。主食选择玉米馒头，玉米馒头富含膳食纤维和维生素，与汤品搭配，能增加饱腹感。

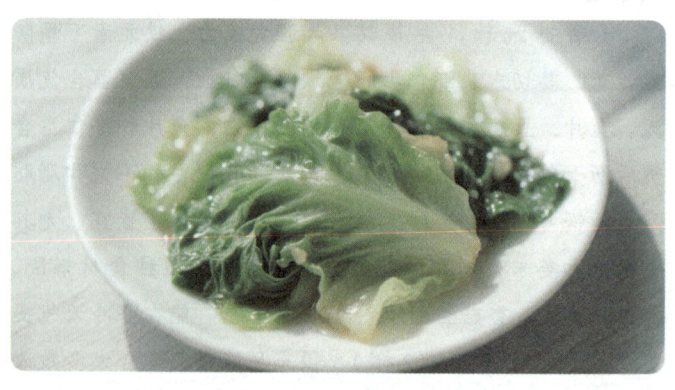

# 芦笋百合炒牛柳

【原料】

干百合50克,胡萝卜1根,芦笋200克,大蒜3瓣,牛里脊肉200克,酱油、生粉、芥末酱、蚝油、蜂蜜、水、水淀粉、食用油适量。

【制作方法】

1. 干百合提前用盐水泡发至软化,挤干水分,去除杂质。胡萝卜削皮切花片,

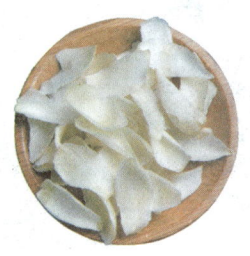

芦笋削去根部外皮后切段,均用热水烫软后泡入冰水8~10分钟。

2. 大蒜切末,牛里脊切条,用酱油、生粉腌制后快炒捞出。准备酱汁:芥末酱(1/2大匙)、蚝油(1大匙)、蜂蜜(1大匙)、水(1大匙)。

3. 锅中倒油烧热,爆香蒜末,加芦笋、百合、胡萝卜片炒匀,加牛里脊和酱汁炒匀,最后淋入水淀粉勾芡,翻炒至酱汁浓稠即可。

【养生优选】

百合有抑菌作用,可调

节免疫功能,润肺止咳,清心安神;选购时以花瓣厚小为佳,避免购买颜色发红的。芦笋、牛里脊等食材营养丰富,提供多种营养物质。这道菜适合春季食用,此时芦笋新鲜上市,口感鲜嫩。适合需要补充营养、增强免疫力的人群,以及追求健康饮食者。

【小贴士】

百合性微寒,可与荔枝、银花茶、麦冬汤、蜂蜜、银耳、枇杷膏、莲子、南瓜、粳米、红豆沙、绿豆、花茶、枸杞、红枣等一起食用。

【配菜推荐】

建议搭配清炒西葫芦,西葫芦富含维生素和水分,口感鲜嫩,与芦笋百合炒牛柳搭配,营养丰富,且不会掩盖菜品本身的风味。主食选择荞麦面。荞麦面富含膳食纤维和多种氨基酸,有助于降低血脂和血糖。

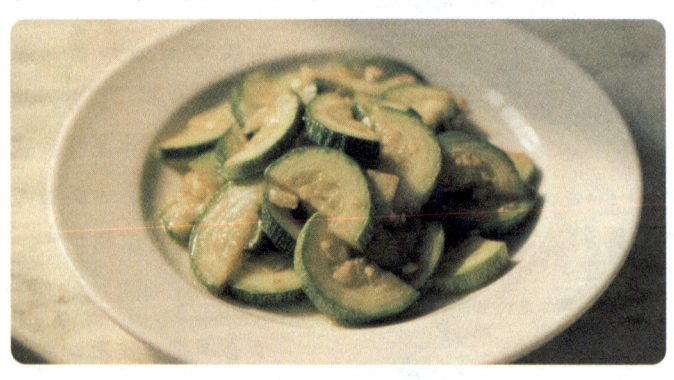

# 海参烩海蜇皮

## 【原料】

海参1只、海蜇皮150克、芥菜心200克、胡萝卜1根、葱1根、姜一块、米酒2大匙、盐适量、生粉2小匙、食用油适量、清水或鸡汤200毫升。

## 【制作方法】

1. 生粉加水调匀,芥菜心切块,胡萝卜切片,葱切段切丝,姜切丝,海蜇皮打结。

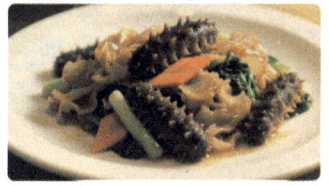

2. 海参掏净内脏后洗净,加入水、米酒、葱3~4段、姜2片,待水烧开后放入海参,烫煮1分钟捞出,沥干水分,切成长条。

3. 锅中倒油烧热,爆香葱丝、姜丝,加胡萝卜、芥菜心和海参拌炒,加清水或鸡汤煮开,放海蜇皮煮10秒,用盐调味,生粉勾芡。

## 【养生优选】

海参富含蛋白质和矿物质,有助于抗衰老、增强免疫力;海蜇皮、芥菜心等食材可增加营养多样性。这道菜适合秋冬季节食用,具有滋补功效，适合体质虚弱、需要增强免疫力的人群。

【小贴士】

海参可谓是"上等配菜"，与鸭肉同食可改善虚损，与红枣同食可养气养胃，与山药同食可滋补肝肺。

【配菜推荐】

建议搭配清炒芥蓝，芥蓝富含维生素和矿物质，具有清热解毒、预防便秘的功效，与海参烩海蜇皮搭配，营养更全面。主食选择燕麦饭，燕麦饭富含膳食纤维和β-葡聚糖，有助于降低胆固醇，维护肠道健康。

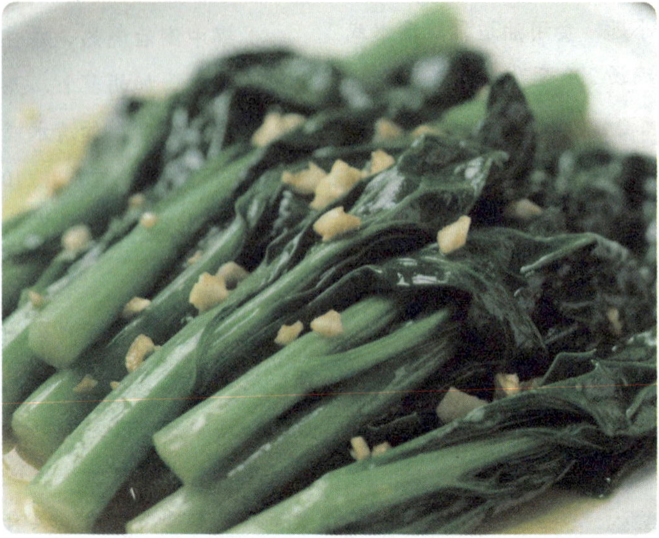

# 党参茄子

【原料】

党参10~15克（干品），茄子2根，大蒜5瓣，盐、醋、白糖、麻油适量。

【制作方法】

1. 党参用温水浸泡20分钟，捞出沥干。茄子去蒂及尾切片，放入清水中浸泡10分钟，捞出沥干。大蒜捣成蒜泥。

2. 用适量盐、醋、白糖、麻油调成酱汁。

3. 茄子放蒸盘，盖上党参，蒸15分钟。淋蒜泥、酱汁。

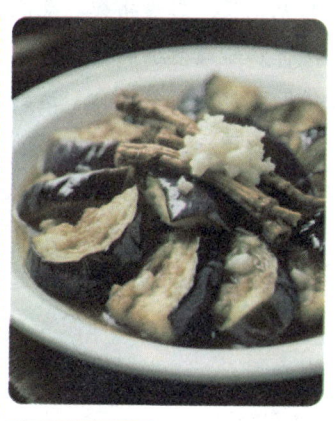

【养生优选】

党参可改善气血两虚，健脾益肺、滋阴强身，且补而不燥，还可护肝健体、生津养颜；茄子营养丰富，富含花青素和维生素P，茄子的凉性与党参的平性相互中和，使菜品性质更为平和。党参的补气功效可在一定程度上减轻茄子性凉对脾胃造成的不良影响，同时为身体补充元气。二者搭配，既能发挥茄子清热的特性，又能借助党参的补益之力，达到清热而不伤正、补气而不助火的养生效果，适合大多数人日常食用，起到调养身体、维护健康的作用。这道菜适合春秋季节，气候宜人时食用。

【小贴士】

党参性平，食之益处多多，但感冒热证、气滞肝旺、高血压患者不宜服用。茄子热量低、抗氧化，可保护心血管，但其性凉，具有脾胃虚寒、腹泻、哮喘、手术前后等情况的患者不宜食用。

【配菜推荐】

建议搭配凉拌苦瓜。苦瓜具有清热解毒、降血糖的功效，与党参、茄子搭配，能发挥菜品的养生效果。主食选择山药，山药富含黏液蛋白和膳食纤维，具有健脾养胃的作用，与菜品搭配，营养均衡。

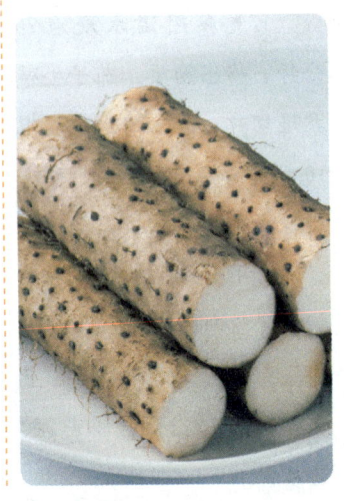

第二章 免疫药膳

# 番茄洋葱活力汤

【原料】

牛肉500克,大番茄1个,洋葱1个,马铃薯1个,胡萝卜1根,甜椒1个,高丽菜200克,黄油30克,水500毫升,鸡精、盐、黑胡椒、香油适量。

【制作方法】

1. 牛肉洗净切块,冷水下锅,焯水去腥,捞出备用。大番茄、洋葱、马铃薯、胡萝卜、甜椒洗净切丁,高丽菜切小片。

2. 锅中放黄油烧融化,爆香洋葱丁,加牛肉略炒至表面微黄,加水(2碗),将牛肉炖至软烂,之后加入胡萝卜丁、马铃薯丁继续煮10～15分钟。加入大番茄丁、高丽菜叶片、甜椒丁。

3. 煮熟后以鸡精、盐、黑胡椒、香油调味即可。

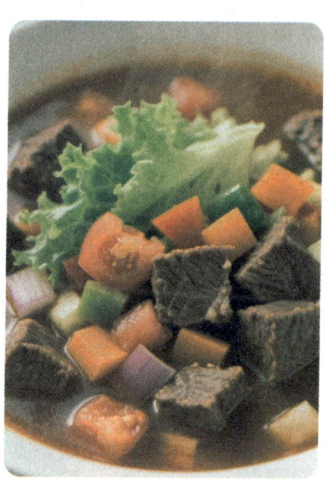

【养生优选】

洋葱富含营养，能增强抗菌能力，对预防糖尿病、高血压和动脉硬化有益；其富含维生素$B_1$，可改善失眠、疲劳、食欲不振等。番茄与洋葱搭配，寒温相济，使汤品性质温和。番茄清热生津，洋葱散寒通阳，两者互补，能调节人体阴阳平衡。同时，它们在健脾开胃方面协同增效，刺激胃液分泌，促进消化吸收。多种蔬果搭配，提供丰富的维生素、矿物质和膳食纤维，能够增强免疫力，适合多数人日常饮用，以养护身体、预防疾病。

【小贴士】

适合大多数健康人群日常食用，尤其是对控糖、护心、助消化、增强免疫力有辅助作用，但尽量避免与高钙食物大量同食，服用抗凝血药物者需控制摄入量。

【配菜推荐】

建议搭配全麦面包。全麦面包富含膳食纤维和B族维生素，与番茄洋葱活力汤搭配，既能增加饱腹感，又能吸收汤汁的鲜美。配菜可选择凉拌胡萝卜丝，胡萝卜富含胡萝卜素和维生素，与汤品搭配营养更丰富。

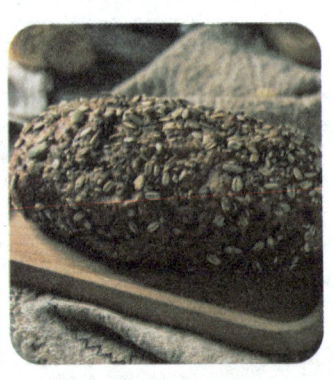

# 山楂糖醋鲜鱿

**【原料】**

鲜鱿鱼1只,洋葱1个,青、红甜椒各1个,菠萝200克(浸盐水中备用),盐、白醋、食用油、山楂酱、糖、麻油、生粉适量,水150毫升。

**【制作方法】**

1. 鲜鱿鱼撕去表面红膜,内壁黏膜洗净后沥干。切成1.5厘米宽的环状。洋葱、青甜椒、红甜椒、菠萝切块,菠萝用盐水浸泡10分钟。

2. 锅中烧开水,加适量盐、白醋(半匙),将鲜鱿鱼用滚水烫热,再浸入凉水中,沥干。

3. 锅中倒油烧热,炒洋葱、青椒、红甜椒块;倒入调味料(山楂酱、糖、麻油、生粉)和一小杯水,煮至酱汁浓稠,加入鱿鱼环、菠萝块炒匀。

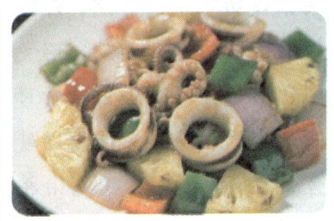

**【养生优选】**

这道菜适合秋季,此时山楂成熟,口感酸甜。山楂含有多种有机酸、黄酮类化合物等，有抗氧化作用，促进消化。鲜鱿鱼富含蛋白质、钙、磷、铁等营养成分。甜椒等配料含有大量维生素，可保护心脏、促进血液循环，丰富营养和改善口感。这道菜采用糖醋的烹饪方式。醋性温，味酸，具有消食开胃、散瘀止血、解毒等功效。山楂糖醋鲜鱿将山楂和鱿鱼的功效巧妙结合。山楂的消食功效与鱿鱼的滋阴养胃功效相互补充，既能借助山楂的消食功效，避免因食用鱿鱼等高蛋白食物可能产生的积滞，又能借助鱿鱼的滋阴功效，避免山楂的酸性对胃黏膜造成过度刺激。

【小贴士】

山楂可解油腻，助消化，在购买时以颗粒完整、颜色鲜红、无虫蛀者为佳。

【配菜推荐】

建议搭配清炒白菜，白菜富含维生素和膳食纤维，口感清爽，与山楂糖醋鲜鱿搭配，能中和菜品的酸甜味道，使口感更加平衡。主食选择紫米饭。紫米饭富含花青素和多种矿物质，与菜品搭配，营养更全面。

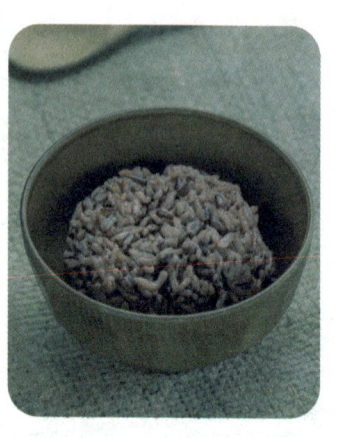

# 陈皮肉丁

【原料】

瘦猪肉200克，西芹150克，红甜椒1个，陈皮15克，葱1根，姜1块，料酒、生抽、生粉、白糖、食用油、盐、鸡精适量。

【制作方法】

1. 葱、姜切末，西芹、红甜椒切丁。陈皮洗净，用温水泡软，切成小块。瘦猪肉切丁，用适量盐、料酒、生粉、白糖腌制10分钟。

2. 锅中倒油烧热，炒葱末、姜末，炒香后加猪肉丁，炒熟后盛起备用。

3. 烧热锅中的余油，炒西芹、红甜椒、陈皮，加入猪肉丁炒匀，加入生抽、白糖、鸡精调味，翻炒片刻即可出锅。

【养生优选】

陈皮理气健脾、燥湿化痰，西芹可促进肠道蠕动，猪肉提供优质蛋白质。

【配菜推荐】

建议搭配炒豆角，豆角能强健脾胃，与陈皮肉丁搭配，能增加营养。主食选择糙米饭，糙米饭与陈皮肉丁搭配，能促进消化。

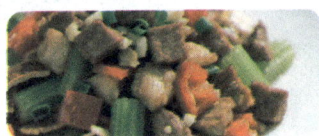

# 番茄韭菜炒猪肝

【原料】

猪肝250克,番茄300克,韭菜200克,姜1块,蒜3瓣,淀粉1小匙,胡椒粉少许,料酒、生抽、盐、食用油适量。

【制作方法】

1. 番茄去皮切块;猪肝切片,放入锅中,加入料酒、生抽、淀粉、胡椒粉抓匀后腌制15分钟;韭菜切段;姜、蒜切末。

2. 锅中倒油烧热,爆香姜、蒜末,放猪肝滑炒至变色捞出。

3. 再倒入1匙油,油热炒韭菜,加猪肝,放番茄略炒,炒出汁后加盐、生抽调味。

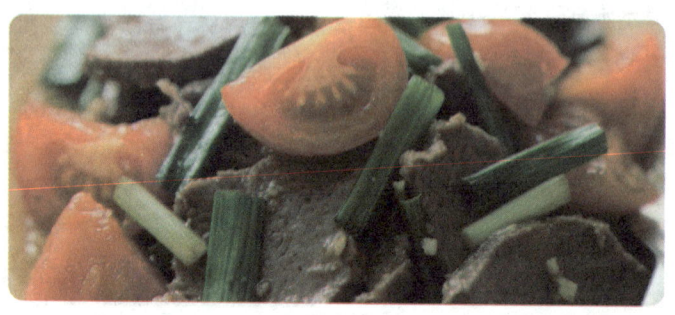

【养生优选】

番茄中的番茄红素有助于抗炎和抗氧化；韭菜含有硫化物、维生素及膳食纤维，具有抗菌、促进新陈代谢的作用；猪肝富含营养。三者搭配，营养丰富，是补充营养、促进健康的优质选择。

【小贴士】

猪肝是代谢器官，可能存在重金属和兽药残留，食用时可先将猪肝放在清水中浸泡1~2小时，其间换水2~3次，以去除血水和潜在的有害物质。烹饪时要确保猪肝熟透，一般炒至猪肝完全变色，内部无血水渗出即可，避免因未熟透而感染细菌或寄生虫。番茄富含维生素C等营养成分，韭菜含有丰富的维生素和膳食纤维，过度烹饪会导致这些营养成分大量流失，建议急火快炒，以保留更多营养。

【配菜推荐】

建议搭配菠菜蛋花汤，菠菜富含铁元素和维生素，鸡蛋富含优质蛋白质，菠菜蛋花汤与番茄韭菜炒猪肝搭配，能增加营养摄入，且汤品的清淡可缓解菜品的油腻感。主食选择玉米，玉米与菜品搭配，有助于消化吸收。

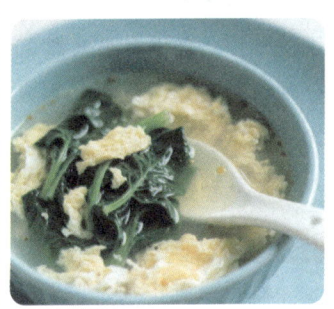

# 杜仲红枣栗子鸡汤

**【原料】**

红枣5颗,杜仲10克,龟甲15克,栗子150克,鸡翅4只,盐适量。

**【制作方法】**

1. 红枣去核,杜仲、龟甲、栗子洗净,栗子泡水1小时,鸡翅洗净后焯水,用冷水冲洗。

2. 锅中放水煮沸,加栗子、杜仲、龟甲,小火煮20分钟,加鸡翅、红枣,再煮20分钟,汤煮好前5分钟加入适量盐调味。

**【养生优选】**

红枣滋补中气;栗子补肾强筋;杜仲等药材与鸡肉搭配,增强免疫力。

**【小贴士】**

杜仲一般用量为10~15克,过量可能引起头晕、疲倦等不良反应。温热体质和孕妇等人群慎食。

**【配菜推荐】**

建议搭配清炒南瓜。南瓜富含胡萝卜素等,健脾养胃,与杜仲红枣栗子鸡汤搭配,营养更全面。

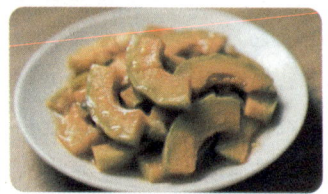

# 茯苓雪梨炒牛肉

【原料】

雪梨1个，茯苓15克，甘草3克，牛肉200克，生抽、盐、食用油各适量。

【制作方法】

1. 雪梨洗净后去皮、去核，切块备用。

2. 茯苓、甘草洗净，茯苓切片，与甘草放入锅中加水（1杯）煮沸，转小火煮15分钟，熄火，过滤取药汁。

3. 牛肉切丝，加药汁（1匙）和调味料（生抽、生粉）拌匀，锅中倒油烧热，炒牛肉丝至七分熟，加剩余药汁和盐煮沸，放入雪梨快炒，加入调匀的生粉和水勾

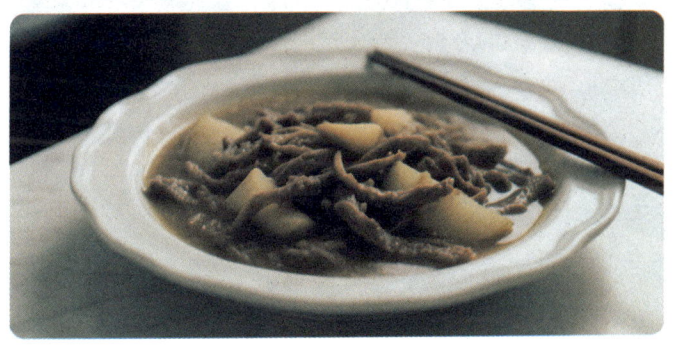

芡即可，最后加入适量盐。

【养生优选】

茯苓健脾，对脾虚症状有疗效，可化痰通便；雪梨清热润肺；牛肉富含蛋白质。三者搭配食用，营养丰富。这道菜适合秋季，气候干燥时食用，适合脾胃虚弱、需要清热润肺的人群。

【小贴士】

茯苓用量以 10~15 克为宜，若使用茯苓块，可提前浸泡至软，便于烹饪和有效成分析出。雪梨去皮去核后切成合适的块状，为防止氧化，可将切好的雪梨块浸泡在盐水中。

【配菜推荐】

建议搭配凉拌藕片，藕片富含膳食纤维和维生素，口感脆爽，与茯苓雪梨炒牛肉搭配，能增加菜品的清爽口感。主食选择荞麦面。荞麦面与菜品搭配，有助于控制血糖和血脂。

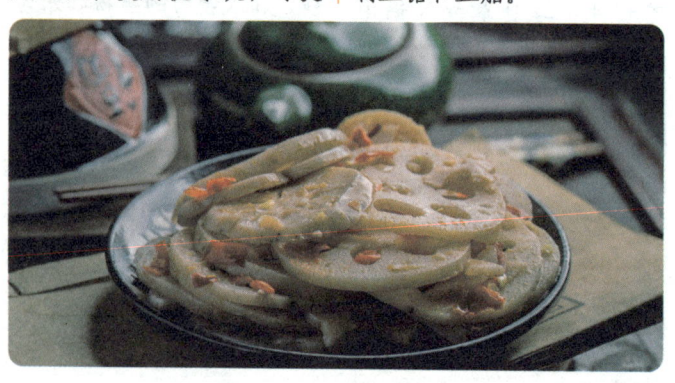

# 罗汉果烧苦瓜

**【原料】**

罗汉果1个，茯苓15克，麦门冬10克，大蒜3瓣，小鱼干50克，苦瓜2根，芝麻、盐、食用油适量，水2杯。

**【制作方法】**

1. 罗汉果压碎，茯苓、麦门冬洗净，加2杯水煮沸，转小火煮15分钟，过滤取汁。

2. 大蒜剁碎，小鱼干洗净沥干；将苦瓜挖籽切块后切成小段，放入开水中焯水，冲凉水后沥干。

3. 锅中倒油，炒苦瓜，炒软后沥干。再倒油（2大匙）炒蒜末、小鱼干，加苦瓜及药材汤汁，小火煮20分钟后加盐调味，撒上芝麻即可盛出。

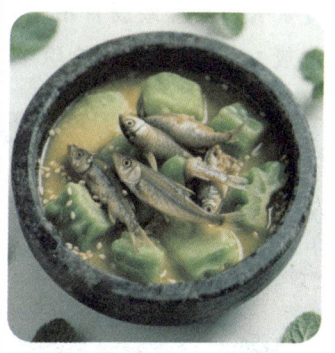

**【养生优选】**

这道菜适合夏季食用。苦瓜含丰富的营养，有助于降低血压、预防癌症；罗汉果味甘、气香，可清肺利咽、缓解喉痛，两者搭配有清热等功效。

【小贴士】

处理苦瓜时，若想减轻苦味，可将苦瓜切片或切块后，用盐腌制10~15分钟，再用清水冲洗。罗汉果性凉，有清热润肺等功效，但过量食用会导致肠胃不适，一般1~2人份的菜肴用半个罗汉果为宜。

【配菜推荐】

建议搭配冬瓜炖虾。冬瓜富含水分和维生素，具有清热利水的功效；虾可以提供优质蛋白，与罗汉果烧苦瓜搭配，可以增强菜品的清热效果的同时，确保营养均衡。主食选择红薯，红薯富含膳食纤维和多种矿物质，与菜品搭配，营养均衡。

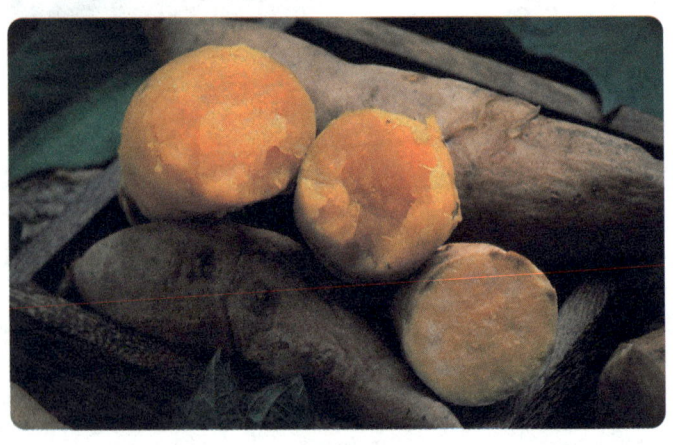

第二章 免疫药膳

# 双莲白果鸡汤

【原料】

白果50克，沙参30克，莲子50克，莲藕200克，姜1块，葱2根，火腿50克，鸡腿2只，盐、鸡精、水适量。

【制作方法】

1. 白果、沙参洗净，莲子泡水，莲藕去皮切片，姜、葱、火腿切末，鸡腿汆烫后切块。

2. 鸡腿块加水，大火煮沸后转小火煮10分钟，加

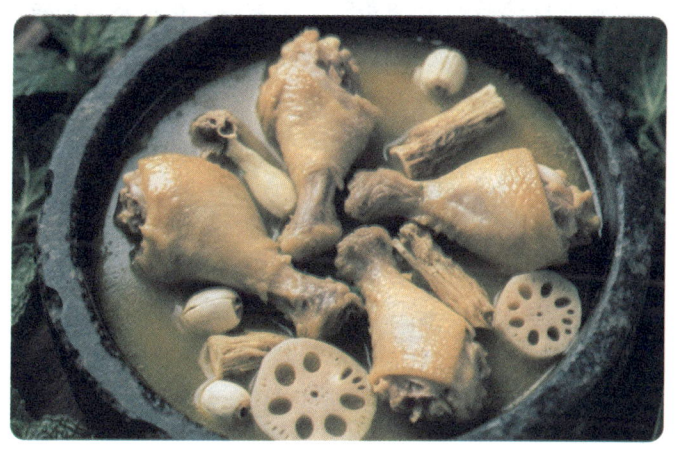

莲藕片、莲子、沙参、白果煮熟，加火腿末、姜末、葱末，加盐和鸡精调味即可。

## 【养生优选】

白果可润肺止咳、化痰，对改善大脑血液循环有帮助；莲子、莲藕等食材营养丰富，搭配食用可起到滋补身体的作用。

## 【小贴士】

双莲白果鸡汤营养丰富，但白果含有一定毒性，不可过量食用。成人食用白果不超过10颗，儿童以5颗以下为宜。白果的胚芽含有一定量的氢氰酸等有毒物质，过量食用可能会引起中毒。在食用时要选用新鲜、无异味的白果，去除外皮和胚芽，煮熟后食用。

## 【配菜推荐】

建议搭配凉拌木耳，木耳富含铁元素和膳食纤维，与双莲白果鸡汤搭配，营养更丰富。主食选择白米饭，增加饱腹感，同时促进肠道蠕动。

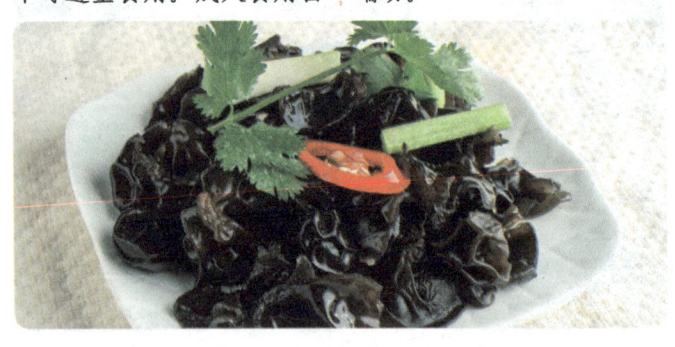

# 莲枣烧鸡

【原料】

鸡腿3~4只，干莲子60克，红枣12颗，姜1块，绍兴酒2汤匙，盐、麻油、胡椒粉、生粉、食用油、水适量。

【制作方法】

1. 鸡腿洗净切块，放入碗中，用盐、麻油、胡椒粉、生粉腌制20~30分钟；姜切末；莲子用冷水泡30分钟；红枣用温水泡30分钟后捞出。

2. 锅中倒油烧热，将鸡肉炸10秒后捞出。留底油爆香姜末，加炸好的鸡块，加绍兴酒炒匀，再加红枣、莲子和水，以小火焖煮30~40分钟，再加入盐调味即可。

【养生优选】

红枣益气养血，莲子养心安神，鸡肉提供蛋白质。此菜可增强免疫力。

【配菜推荐】

建议搭配炒青菜，青菜富含维生素和膳食纤维，与莲子红枣烧鸡搭配，能平衡营养摄入。主食选择黑米饭，黑米饭富含花青素，与菜品搭配，营养更全面。

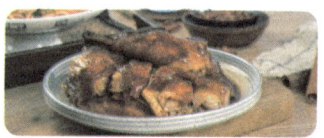

# 三菇烩花菜

【原料】

香菇10朵,平菇10朵,金针菇1把,西蓝花1棵,花椰菜1棵、葱2根,姜1块,蒜3瓣,香菜1棵,盐、食用油、水适量。

【制作方法】

1. 将香菇、平菇、金针菇、西蓝花、花椰菜洗净掰成小朵,香菇切片,平菇撕成小朵,葱、姜、蒜、香菜切末备用。

2. 锅中倒油烧热,爆香葱、姜、蒜末,加香菇、平菇、金针菇快炒,加西蓝花、花椰菜及水烧煮至熟软,加入盐调味。

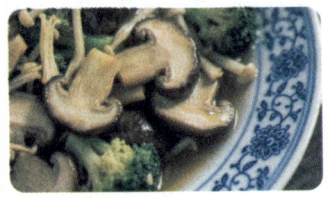

【养生优选】

花椰菜、香菇等可增强免疫力,平衡营养。

【配菜推荐】

建议搭配菠菜豆腐汤,清淡的汤品能中和菜肴的味道,让用餐体验更舒适。配上凉拌豆皮丝,补充蛋白质,丰富菜品的口感层次,为素食者提供充足的蛋白质来源,满足营养需求。

# 金银花炖鱼汤

【原料】

金银花20克,甘草10克,黄瓜1根,鲈鱼1条,盐适量,水1500毫升。

【制作方法】

1. 金银花装入纱布袋做成药草卤包,甘草洗净,黄瓜切片,鱼刮鳞去鳃、内脏。

2. 锅中加水放金银花卤包、甘草,大火煮沸后转小火煮10分钟。

3. 放鱼煮10分钟,加黄瓜,煮至鱼肉熟透后加盐调味。

【养生优选】

金银花清热解毒,抗菌消炎;甘草能调和药性;鱼肉营养丰富,搭配煮汤能增强免疫力。

【小贴士】

金银花性寒,不适宜风寒感冒患者、过敏患者等人群食用。

【配菜推荐】

建议搭配清炒丝瓜,能增加菜品的清爽口感。主食选择绿豆饭,与金银花炖鱼汤搭配,能增强养生效果。

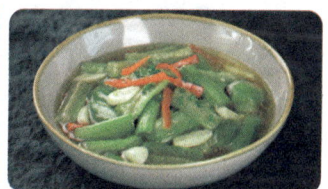

# 第三章 免疫茶

免疫茶打油诗：

清润茶润燥气消，四季慢饮自心调。

润肺茶润秋燥停，肺弱之人最适宜。

免疫茶调机体健，全年陪伴病远离。

参芪茶补元气足，中老年者精神怡。

清咽茶爽咽喉利，教师主播好伴侣。

黄芪防风固表气，春季常喝御外邪。

元气茶固本养元，寒冬饮用寒难侵。

诸般茶饮有妙意，对证而服养身宜。

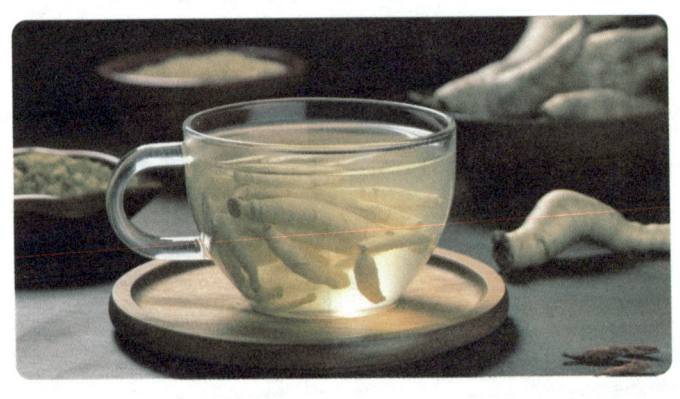

第三章 免疫茶

# 清润茶

【原料】

沙参15克,板蓝根10克,金银花15克,枸杞10克,薄荷6克,菊花6克。

【制作方法】

在锅中加入1000毫升水,放入沙参、板蓝根、金银花、枸杞,以大火将水

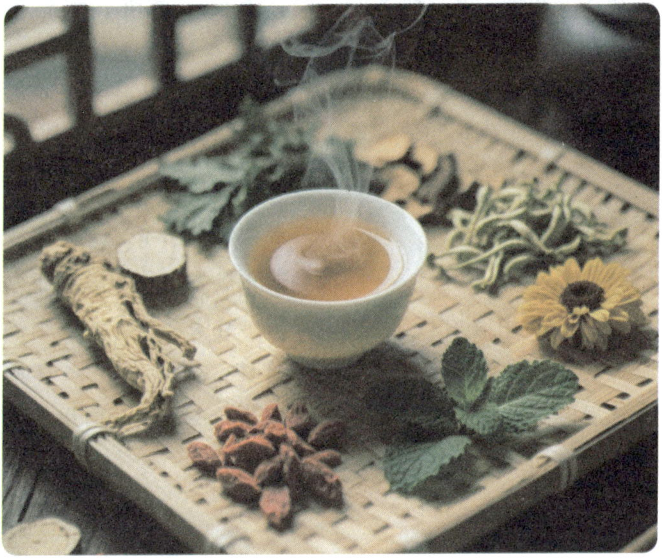

煮沸，随后转小火继续煮8~10分钟。接着放入薄荷及菊花，煮3分钟至香味散发出来后，即可关火。

**【养生优选】**

适合季节：春夏季或秋季干燥。热象或风热感冒、咽喉肿痛、肺热咳嗽人群，适合饮用此茶。益气茶中的板蓝根和金银花可清热解毒，调节身体机能，增强免疫力；沙参、菊花和薄荷等成分，性凉味辛宣散，能有效抵抗病菌。

**【小贴士】**

由于其中含有板蓝根，服用剂量过大或过敏性体质者饮用时，可能会对消化系统、造血功能产生影响，甚至出现中毒现象，所以过敏性体质者应谨慎饮用，最好在医生指导下服用，防止服用剂量过大。

**【中医讲堂】**

徐灵胎曰："沙参为肺家气分中理血之药，色白体轻，疏通而不燥，润泽而不滞，血阻于肺者，非此不能清之。"品质上，南沙参（质松泡、中空者为佳）多生于湿润沙坡，北沙参（质坚实）主产于沿海沙碛地，二者均能养阴清肺，然南沙参兼化痰，北沙参滋阴能力更强。鲜嚼解渴，尤宜于热病伤津、胃阳不足之口渴者，与麦冬、石斛同用效果更佳。

# 润肺茶

【原料】

黄芪10克,西洋参5克,红枣3颗。

【制作方法】

黄芪剪成3~4厘米小段,红枣去核,放入锅中煮15分钟后,后加入西洋参煮10分钟,温度合适后即可饮用。

【养生优选】

适合季节和人群:适合秋冬季节饮用。秋冬季节气候干燥,容易引发呼吸道问题,润肺茶中的黄芪补肺气、固表止汗,西洋参可滋润养肺、生津润喉,红枣可调和药性、养血润燥,合饮可提神补脑、安定神志、补气养阴,增强免疫力,有效预防呼吸道感染,强健身体。

【小贴士】

高血压患者饮用时需谨慎,因为黄芪有一定的升压作用,可能会对血压产生影响。

【中医讲堂】

张锡纯曾在为一妇女诊病时记载——国产的人参大多有热性,只有西洋参是补身却不燥热的,用来治疗温热病导致气分虚弱的情况特别合适。不过西洋参的假货特别多，这些假冒的西洋参热性很强，错误服用会燥热上火。只有皮色黄褐，皮上布满细密横纹，质地非常坚硬，断面有菊花芯纹理，口尝微苦、回味带甜的才是真正的西洋参。

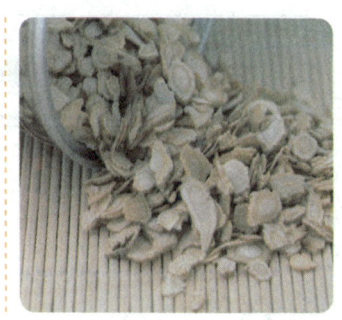

## 免疫茶

【原料】

黄芪30克，板蓝根15克，金银花10克，蒲公英10克，防风10克，白术10克。

【制作方法】

把黄芪、板蓝根、金银花、蒲公英、防风、白术洗净后全部放入锅中，加入1000毫升的水，浸泡20分钟后，用大火将水煮沸，然后转小火持续煮约25分钟，关火即可。滤出药汁，温度

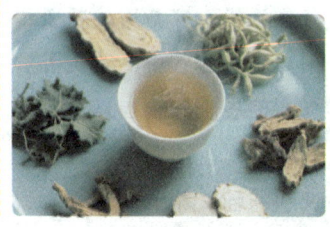

合适后即可饮用。

**【养生优选】**

适合季节和人群：四季皆可饮用，尤其适合免疫力低下、易感冒的人群。这款茶含有板蓝根、黄芪等有效成分，能有效对抗感冒病毒，还具有健脾、润肺、清火等功效，对排便不畅或肺脾气虚者也有一定的调理作用。

**【小贴士】**

同样因含有板蓝根，过敏性体质和可能对其过敏的人群应避免饮用，以免引起不适。

**【中医讲堂】**

白术，陈士铎载："白术上利胃而下健脾，且能祛湿以生肾，有此大功，则大小便得脾肾之气而能开能合。下既通达，又何患饮食之不进乎，吾见其饱食而无碍也。"《红楼梦》中"黑逍遥散"这剂药正是由柴胡、当归、芍药、白术、茯苓、生姜、甘草、薄荷等药配方制成。

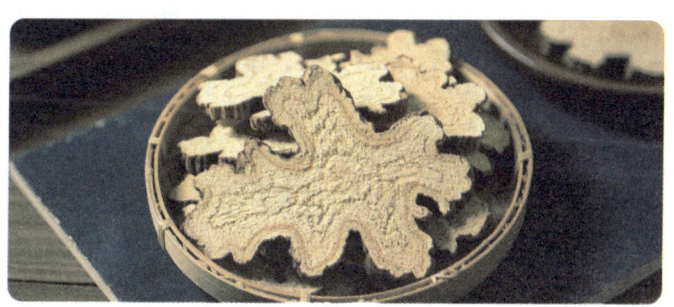

## 参芪茶

**【原料】**

黄芪20克,枸杞10克,党参20克,甘草3克。

**【制作方法】**

在锅中加入1600毫升水,放入黄芪、枸杞、党参、甘草,先用大火将水煮沸,再转小火煮至剩下800毫升水,滤渣即可饮用。

**【养生优选】**

适合季节和人群:适合秋冬季节。秋冬时人体需要更多能量来抵御寒冷。参芪茶中的黄芪、党参的主要功效为补中益气,加入枸杞和甘草,更能补益元气、滋养肺肾,全方共奏补气养血、滋养肺肾之效,还可滋润养颜、生津降火,保护肝肾及心脏功能。

**【小贴士】**

由于其具有温补作用,体质偏热或在感冒发热期间的人群应谨慎选择。

**【中医讲堂】**

枸杞是我们常见的食物,许多人天天泡枸杞,但却只泡水、不食用。但是枸杞大部分的营养物质并不会溶解在水里,因此建议枸杞泡水后要把枸杞也吃掉,不要使枸杞丰富的营养价值大打折扣。此外，许多商家宣传黑枸杞营养价值更高，其实，它和普通枸杞并没有太大区别。

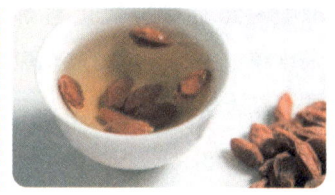

## 清咽茶

【原料】

金银花15克，桔梗15克，板蓝根15克，杭菊花10克，麦冬10克，甘草3克，薄荷6克，冰糖8克。

【制作方法】

首先将金银花、桔梗、板蓝根、杭菊花、麦冬、甘草、薄荷放入研磨器中，磨成粗末状，再用纱布袋分装成3包。每次取其中一包放入锅中，冲入1000毫升的开水，盖上锅盖，用小火煮5～10分钟；或者用开水浸

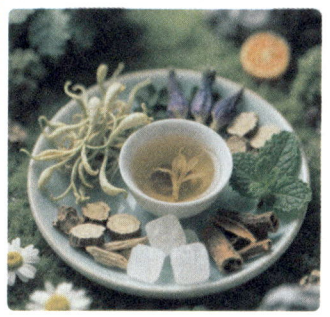

焖15～20分钟，饮用前加入冰糖，搅拌至冰糖溶化即可。每天饮用一包。

【养生优选】

适合季节和人群：适合四季饮用，尤其适合综合体质中出现肺燥咳嗽、肝火旺盛、眼睛红肿疼痛等症状的人群。其中金银花香气清新，有清热解毒之效，加入板蓝根后，对上呼吸道感染或病毒、细菌感染有更佳的抑制作用，也是降血压的辅助良方。

【小贴士】

糖尿病患者应避免添加冰糖饮用，以免影响血糖。

【中医讲堂】

桔梗在中医学里是常用的"舟楫之药"，也是极为重要的药材。张锡纯言"桔梗为药中之舟楫"，能带着其他药物的药力向上到达胸中，所以把它当作药物的向导。

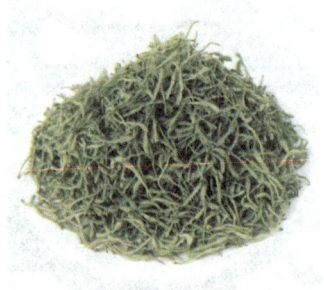

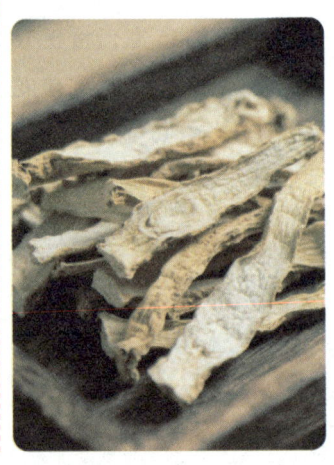

# 黄芪防风茶

【原料】

黄芪30克,防风10克,白术10克。

【制作方法】

把黄芪、防风、白术放入锅中,加入1000毫升的水,先用大火将水煮沸,然后转小火持续煮约20分钟,关火即可。

【养生优选】

适合春秋季节。春秋季节气温变化大,容易引发感冒。黄芪防风茶的主要作用是补中益气、增强自身免疫功能,兼有润燥作用,能有效预防感冒。

【小贴士】

体质湿热者或阴虚火旺者慎用,否则饮用可能会加重体内湿热症状,应避免饮用。

【中医讲堂】

防风作用丰富,可祛风解表,对于感冒引起的头痛、发热、怕冷、流涕、咳嗽等症状有很好的缓解作用,常与荆芥、羌活等配伍用于风寒感冒,与薄荷、连翘等配伍用于风热感冒;可胜湿止痛,用于治疗风湿痹痛、关节屈伸不利等症状,常与独活、威灵仙等药物同用,帮助祛除风湿之邪,减轻关节疼痛和活动受限等症状;可起到息风止痉的作用,用于治疗破伤风引起的牙关紧闭、角弓反张、抽搐痉挛等症状,常与天南星、白附子等药物配伍使用;可胜湿止泻,用于治疗脾虚湿盛所致的泄泻,尤其是与肝脾不和相关的腹泻,常与白术、白芍等药物同用(如痛泻要方),治疗肝脾不和之泄泻。

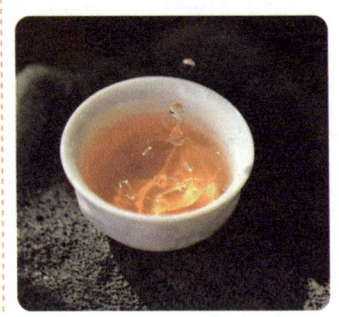

## 元气茶

【原料】

黄芪25克,红枣15颗,枸杞15克。

【制作方法】

红枣去核,与黄芪、枸

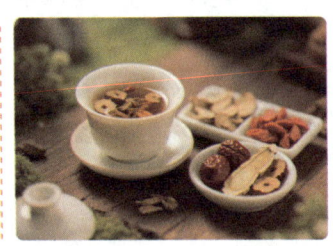

第三章 免疫茶

杞放入锅中,冲入1000毫升开水,焖20~30分钟,待温度合适后即可饮用。

【养生优选】

适合四季饮用,尤其适合一般体质中免疫力较弱、容易感冒的人群。黄芪可增强免疫力、预防感冒,加入红枣、枸杞一起冲泡,既能延缓细胞老化、保护肝肾,又能使饮品香甜可口,经常饮用可长葆健康。

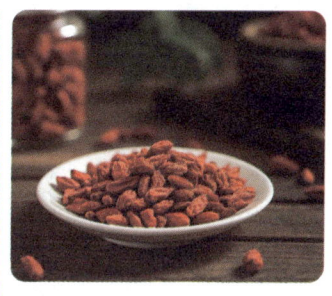

【小贴士】

红枣和枸杞糖分较高,糖尿病患者饮用时需注意控制血糖,应谨慎选择。

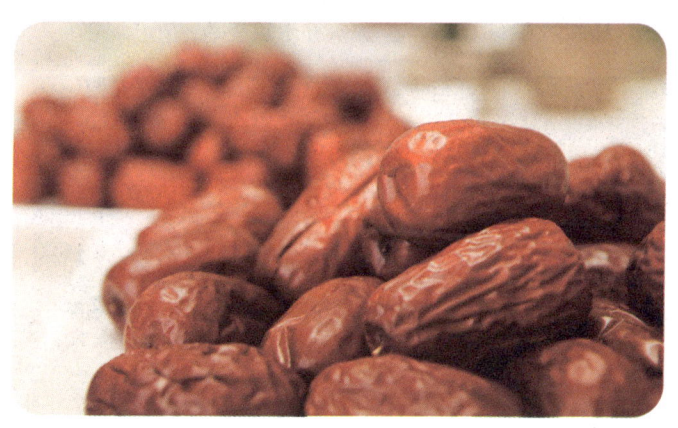

# 第四章　蔬果饮料

蔬果饮料打油诗：

哈密瓜饮夏日凉，补水消暑正相当。

山楂西瓜汁儿爽，消食解渴炎夏旺。

奇异果汁营养高，增强免疫四季妙。

桑葚汁甜秋韵长，滋阴补血功效彰。

蜂蜜柠檬维C王，春季防感超在行。

菠菜柠檬橙汁亮，补充维矿精神昂。

菠萝苹果菜汁香，平衡酸碱能量藏。

胡萝卜菠萝汁棒，护眼健脾又润肠。

西柚香橙搭档妙，润咽补水燥全跑。

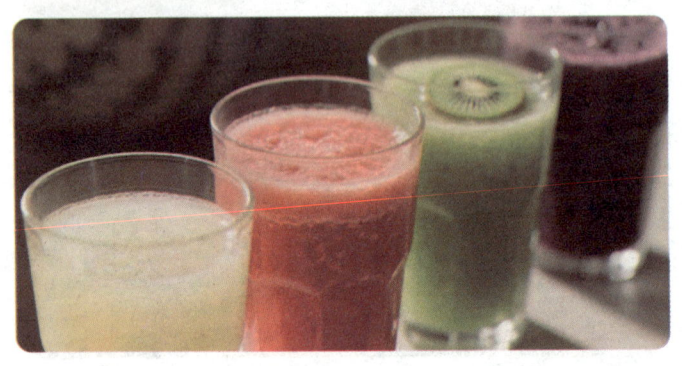

# 哈密瓜清饮

【原料】

绿哈密瓜半个,蜂蜜1茶匙,水1杯,冰块少许。

【制作方法】

将绿哈密瓜洗净,去皮去籽后切成小丁,放入果汁机中,加入1杯水,搅打均匀后加入1茶匙蜂蜜调匀,倒入杯中,再加入少许冰块即可饮用。

【养生优选】

适合季节:适合夏季饮用,夏季气温高,人体容易出汗,喝哈密瓜清饮能补充水分和营养。哈密瓜富含维生素和矿物质,可补充身体所需养分,蜂蜜能润肺止咳、润肠通便,二者搭配清爽可口,能为人体补充能量,缓解夏季口干、食欲不佳。

【小贴士】

哈密瓜含糖量较高,糖

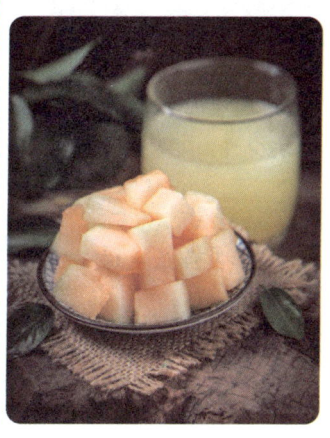

尿病患者应谨慎食用并监测血糖，以免血糖升高。

【历史故事】

清代《新疆回部志》所载"自康熙初，哈密投诚，此瓜始入贡，谓之哈密瓜"。相传康熙年间，哈密王献瓜入京时，康熙问哈密王所带之物叫什么，刺史说是哈密王送来的，不知叫什么名称。康熙因其产自哈密，便起名为"哈密瓜"。

# 山楂西瓜汁

【原料】

西瓜100克，山楂200克，果糖1茶匙，水1杯，冰块少许。

【制作方法】

先将西瓜去皮，切成丁。山楂洗净，去核，切成小块，加水煮沸后小火煮10分钟，滤出山楂汁放凉。将西瓜丁放入果汁机中，加入山楂汁一起搅拌均匀，再加入果糖调匀，倒入杯中，加入冰块即可。

【养生优选】

适合夏季饮用。夏季人体容易出现食欲不振、消化不良等问题，山楂西瓜汁中的西瓜水分多，可解渴、利尿、消水肿，红肉西瓜所含的番茄红素有助于滋润肌肤、抗老防癌；山楂可促进消化、增进食欲，二者搭配，既能消暑解渴，又能帮助消化。

【小贴士】

西瓜性较寒凉，脾胃虚寒者最好不要吃太多；山楂有一定的活血作用，孕妇应避免饮用，以免刺激子宫收缩。

低温的冰镇西瓜进入人体后，会使胃肠道血管收缩、血流量减少，引发腹痛、腹泻，尤其对老人、儿童及肠胃病患者来说危害更大。此外，西瓜升糖指数高，冰镇后糖分不变，易致血糖波动。应注意，切开的西瓜冰镇时易受细菌污染，低温还会掩盖变质迹象，食用后可能引发肠道感染，危害健康。

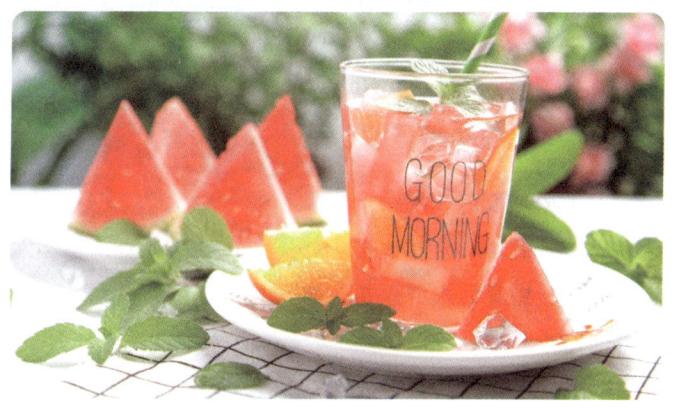

# 奇异果汁

【原料】

奇异果3个,果糖1茶匙,水1杯,冰块少许。

【制作方法】

将奇异果洗净,去皮后切成小丁。把奇异果丁放入果汁机中,加入1茶匙果糖和1杯水一起搅打均匀后倒入杯中,加入适量冰块即可。

【养生优选】

四季皆可饮用,秋季奇异果成熟时最佳,尤其适合容易上火、感冒的人群。奇异果性寒味甘酸,可降火生津、清热润燥,且含有大量的维生素C,可增强免疫力,预防感冒。

【小贴士】

奇异果性寒凉,脾胃虚寒者不宜多吃,以免引起肠胃不适。

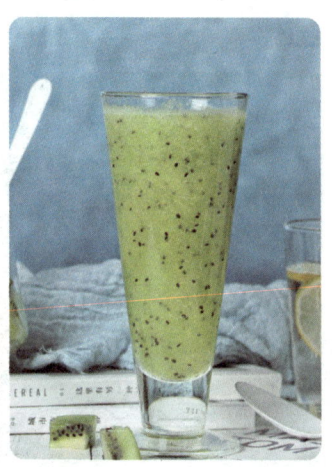

第四章 蔬果饮料

## 桑葚汁

**【原料】**

桑葚6~8颗,水1杯,果糖1茶匙,冰块少许。

**【制作方法】**

将桑葚去蒂洗净,对半切开,放入果汁机中,加入1杯水后一起搅拌。搅拌均匀后加入果糖调匀,倒入杯中,再加入冰块即可。

**【养生优选】**

适合季节和人群:适合春末夏初阴虚体质者饮用。

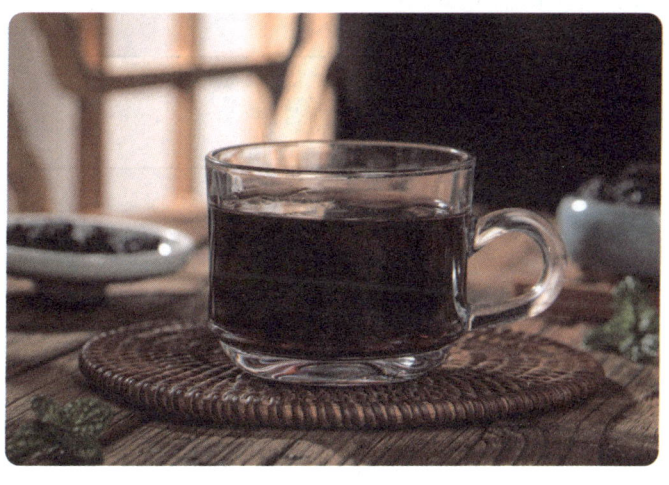

桑葚具有明目益智、平肝阳、生津润燥、清热安神等功效，可帮助人体适应换季的气候。

【小贴士】

桑葚性凉，脾胃虚寒者不宜多食，以免加重脾胃负担。

【其他做法】

桑葚虽小，但其做法值得我们发掘。它可制作饮品，桑葚干泡水、桑葚酒都是美味的选择；它可制作甜品糕点，制成桑葚果酱或桑葚酸奶杯、桑葚蛋糕等；它甚至可以搭配主食，与糯米一同熬制成桑葚粥，也可以在炒饭即将出锅时，加入适量新鲜桑葚或桑葚干，为炒饭增添独特风味。

## 蜂蜜柠檬汁

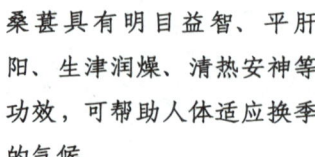

【原料】

柠檬1个，蜂蜜1茶匙，水1杯，冰块少许。

【制作方法】

将柠檬榨出汁液，倒入杯中，加入1茶匙蜂蜜和1杯水调匀，再加入冰块即可。

【养生优选】

适合季节和人群：四

季皆可饮用，尤其适合需要美容养颜、增强免疫力的人群。柠檬的维生素C含量高，可促进人体铁的吸收和皮肤新陈代谢，减少黑色素沉淀，预防感冒；蜂蜜能润肺止咳、润肠通便，二者搭配，美容又养生。

【小贴士】

胃酸过多者应少喝，因为柠檬的酸性较强，可能会刺激胃黏膜，加重胃酸过多的症状。

【其他做法】

我们食用柠檬通常遵循"少食多元"的原则。于饮品，可将柠檬切片或榨汁，加入温水、凉白开或茶中，制成柠檬水或柠檬茶；还可在鸡尾酒、果汁等饮品中加入柠檬片或柠檬汁，以增添风味。在制作蛋糕、饼干等烘焙食品时，也可加入柠檬汁或柠檬皮屑，增添独特的清香，让烘焙食品味道更丰富。

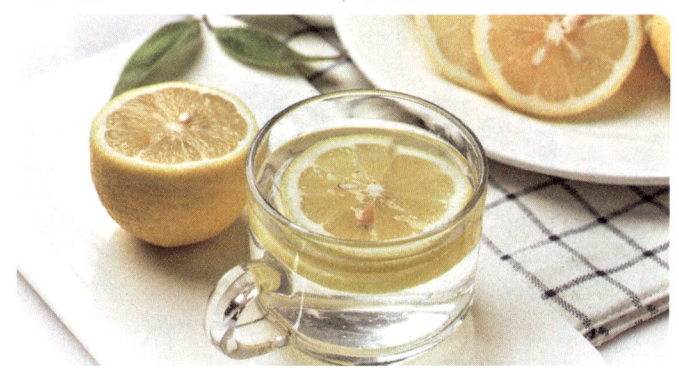

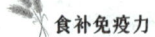

# 菠菜柠檬橙汁

【原料】

菠菜200克,橙子2个,柠檬半个,蜂蜜1茶匙,水1杯,冰块少许。

【制作方法】

将橙子和柠檬榨汁液。把菠菜洗净后放入沸水焯1~2分钟,捞出过冷水沥干,再切成小段,放入果蔬机中,加入橙汁、柠檬汁、蜂蜜和1杯水,搅打成汁,倒入杯中,加入冰块即可。

【养生优选】

适合四季饮用,尤其

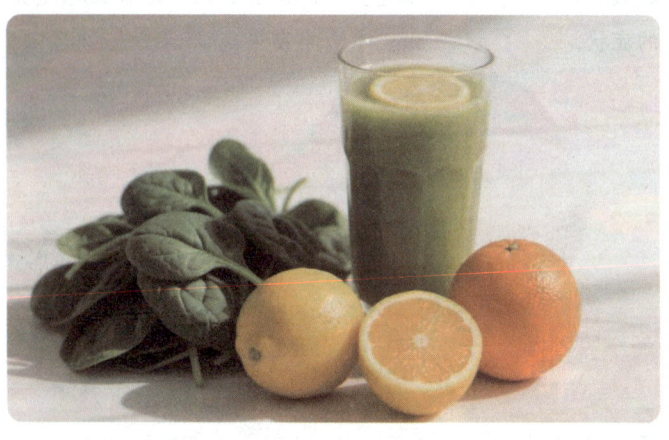

第四章 蔬果饮料

适合需要补充维生素、增强免疫力的人群。菠菜富含维生素和矿物质，橙子和柠檬含有大量维生素C，三者搭配，能为人体提供丰富的营养，增强免疫力。

【小贴士】

菠菜中含有较多草酸，会与人体中的钙结合形成不溶性草酸钙，影响人体对钙的吸收，建议焯水后再加工，结石患者谨慎食用。

## 菠萝苹果菜汁

【原料】

菠萝200克，苹果1个，卷心菜100克，果糖1茶匙，水1杯，冰块少许。

【制作方法】

将菠萝、苹果去皮，切成小丁，卷心菜洗净后也切成小丁。把它们放入果蔬机

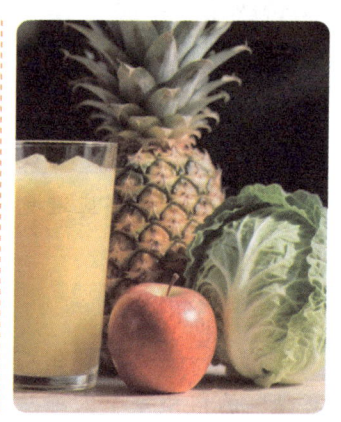

中,加入1杯水、1茶匙果糖和适量冰块,一起搅打成汁,倒入杯中即可。

### 【养生优选】

适合四季饮用,尤其适合消化不良、需要补充体力的人群。菠萝可促进肉类消化吸收,分解蛋白质,促进消化;苹果和卷心菜富含维生素和膳食纤维,能补充营养,促进肠道蠕动。

### 【小贴士】

菠萝中含有菠萝蛋白酶,有些人食用后会出现过敏反应,如皮肤瘙痒、呼吸困难等,这类人群应避免食用。

### 【知识延伸】

"每日一苹果,医生远离我"的俗语每个人都从小听到大,而苹果的诸多好处你是否知道呢?苹果里含有维生素C、维生素E、维生素B族及β-胡萝卜素,钾、镁、钙等矿物质(钾含量尤为突出),以及膳食纤维、果胶、有机酸等营养成分。这些成分可促进肠道蠕动,帮助排便,预防便秘,助消化吸收。对于中老年人而言,苹果还有助于降低胆固醇水平,预防动脉粥样硬化,稳定血糖;其中的黄酮类化合物等抗氧化物质,可降低心血管疾病的发生风险。

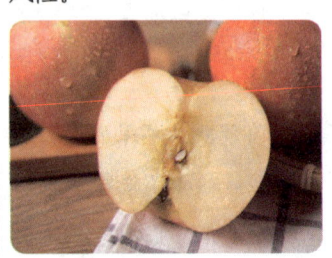

# 胡萝卜菠萝汁

【原料】

胡萝卜半根，菠萝300克，蜂蜜1茶匙，水1杯，冰块少许。

【制作方法】

将胡萝卜去皮，切成长条，放入榨汁机中榨汁。把菠萝去皮后切片，放入果汁机中，加入胡萝卜汁、蜂蜜和1杯水一起搅打，搅打均匀后倒入杯中，加入冰块即可。

【养生优选】

适合季节和人群：适合四季饮用，尤其适合需要补充维生素A、增强免疫力的人群。胡萝卜富含β-胡萝卜素（属于脂溶性维生素，建议搭配少量油脂促进吸收），对眼睛和皮肤健康有益；菠萝可促进消化，二者搭配，营养丰富。

【小贴士】

对菠萝过敏者不宜饮用，以免引发过敏反应。

【知识延伸】

菠菜味甘，性平，入肠胃经。与荔枝混合，可养心祛火，补心安神；与柳橙混合，可化痰止咳，对抗气喘；与香蕉混合，可增强免疫力，预防感冒；与橘子、葡萄、圆白菜、木瓜同食，都可缓解疲劳，提升元气。

# 西柚香橙饮

【原料】

西柚半个,脐橙1个,黄瓜半根,蜂蜜1茶匙,水1杯。

【制作方法】

西柚瓤撕成蒜瓣状,脐橙带薄皮切成月牙状的块,黄瓜切滚刀块。先把西柚、脐橙放入果蔬机,再放入黄瓜,加入蜂蜜,沿杯壁淋水,再搅打15秒。

【养生优选】

适宜夏末秋初饮用,适合需要长时间说话、假性上火的人群。西柚清余热,脐橙补津液,柑橘类黄酮清咽利喉,黄瓜水合因子补足细胞水分。西柚香橙饮可对抗秋天余燥。

【小贴士】

西柚白膜必须剥净,否则饮品有苦涩味。冬季可将水换45℃的温红茶。

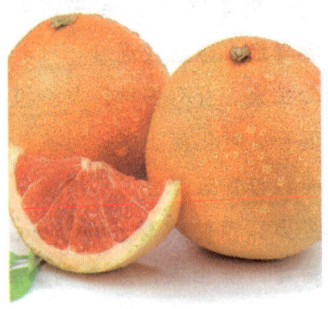